Alimentazione sportiva e Performance

Migliora la condizione atletica con la giusta nutrizione.

La guida completa per ottimizzare la massa muscolare e ridurre il grasso in eccesso partendo dalla cucina

di

Giuliano Monti

Sommario

Capitolo 1: Introduzione all'Alimentazione Sportiva

1.1 <u>Definizione e scopo dell'alimentazione sportiva.</u>

L'alimentazione sportiva è una branca della nutrizione che si concentra specificatamente sul miglioramento della performance e del benessere degli atleti. Essa comprende la pianificazione e l'implementazione di strategie dietetiche volte a ottimizzare la composizione corporea, la forza, l'energia e la resistenza, oltre a promuovere una rapida ripresa dopo l'allenamento o la competizione. L'obiettivo principale dell'alimentazione sportiva è di fornire agli atleti il carburante necessario per le loro prestazioni e di gestire le esigenze nutrizionali che derivano da un'esercitazione intensa e regolare.

Questo campo si distingue dall'alimentazione generale per il suo focus mirato. Mentre l'alimentazione generale mira a promuovere la salute e il benessere di un individuo medio, l'alimentazione sportiva deve tener conto delle esigenze specifiche degli atleti, che spesso richiedono un apporto energetico e nutrizionale superiore per sostenere i loro elevati livelli di attività. Questo include non solo un aumento dei macronutrienti come carboidrati, proteine e grassi, ma anche un'attenzione particolare ai micronutrienti essenziali, all'idratazione e al timing del consumo di nutrienti per massimizzare la performance e la ripresa.

L'importanza dell'alimentazione sportiva risiede nella sua capacità di influenzare direttamente la performance atletica. Una dieta ben pianificata può aiutare a migliorare la forza, la velocità, l'endurance e la concentrazione, mentre una nutrizione inadeguata può portare a fatica, lesioni e una ripresa più lenta. Inoltre, la nutrizione sportiva gioca un ruolo cruciale nella prevenzione delle malattie e nella gestione del peso, consentendo agli atleti di mantenere una composizione corporea ottimale per le loro discipline.

Gli atleti, a differenza degli individui non sportivi, devono affrontare sfide nutrizionali uniche, come l'esigenza di bilanciare l'assunzione energetica con l'output fisico, gestire la fatica e ottimizzare il recupero muscolare e tessutale. Pertanto, l'alimentazione sportiva non si limita alla semplice scelta degli alimenti giusti, ma include anche la comprensione di come e quando questi alimenti dovrebbero essere consumati in relazione all'attività fisica.

La storia dell'alimentazione sportiva mostra come la comprensione e l'applicazione di principi nutrizionali per migliorare la performance atletica siano evolute nel tempo. Dalle diete rudimentali dei primi atleti olimpici all'approccio scientifico e personalizzato di oggi, l'alimentazione sportiva ha guadagnato riconoscimento come componente fondamentale della preparazione atletica. Questo progresso è stato guidato dalla ricerca continua, che ha fornito un'evidenza crescente sulle strategie dietetiche ottimali per differenti tipi di sport e livelli di attività.

In conclusione, l'alimentazione sportiva rappresenta una sinergia tra nutrizione e scienza dello sport, mirando a sfruttare il potere del cibo per migliorare la performance e il benessere degli atleti. Attraverso la comprensione e l'applicazione di principi nutrizionali basati sull'evidenza, gli atleti possono non solo ottimizzare le loro prestazioni ma anche promuovere una salute a lungo termine. Questo libro si propone di essere una guida completa per navigare nel complesso mondo dell'alimentazione sportiva, fornendo agli atleti, agli allenatori e agli appassionati di fitness gli strumenti necessari per raggiungere i loro obiettivi atletici e di salute.

1.2 <u>La relazione tra nutrizione e performance atletica.</u>

La relazione tra nutrizione e performance atletica è intrinsecamente legata e fondamentale per il successo di ogni atleta. Questo legame si basa sulla comprensione che ciò che un atleta mangia non solo influisce sul suo stato di salute generale, ma anche sulla sua capacità di eseguire al meglio durante l'allenamento e la competizione. La nutrizione fornisce il carburante necessario per sostenere l'attività fisica e i nutrienti essenziali per la riparazione, il recupero e l'ottimizzazione della performance.

Al centro di questa relazione c'è il concetto di energia. Gli atleti richiedono un apporto energetico adeguato a mantenere le loro funzioni corporee di base e sostenere livelli elevati di attività fisica. Una dieta ben bilanciata che fornisce energia sufficiente da carboidrati, proteine e grassi è cruciale per prevenire la fatica e permettere prestazioni ottimali. I carboidrati, in particolare, sono il principale carburante per esercizi ad alta intensità e resistenza, mentre le proteine sono essenziali per la riparazione e la crescita muscolare. I grassi, d'altro canto, sono una fonte importante di energia per le attività di lunga durata.

Oltre all'energia, la nutrizione sportiva si concentra anche sull'apporto di micronutrienti, come vitamine e minerali, che svolgono ruoli chiave nei processi metabolici, nella funzione muscolare e nel recupero. Una carenza di questi nutrienti essenziali può compromettere la salute dell'atleta e ridurre la sua performance. Ad esempio, una carenza di ferro può portare all'anemia, influenzando negativamente la capacità di trasporto dell'ossigeno e causando fatica. Allo stesso modo, l'idratazione svolge un ruolo critico nella performance atletica. La perdita di liquidi attraverso il sudore, se non adeguatamente compensata, può portare a disidratazione, influenzando la termoregolazione, riducendo la capacità di esercizio e potenzialmente causando crampi muscolari o altre condizioni più gravi.

La scienza della nutrizione sportiva ha dimostrato che non solo la quantità, ma anche la qualità e il timing del consumo di nutrienti sono fondamentali. La tempistica del consumo di cibo può influenzare la disponibilità di energia durante l'esercizio e il processo di recupero post-allenamento. La nutrizione preallenamento si concentra sull'ottimizzazione delle riserve energetiche, mentre quella post-allenamento mira a ripristinare i nutrienti persi, riparare i tessuti danneggiati e facilitare il recupero muscolare. Questa strategia di timing nutrizionale aiuta gli atleti a recuperare più rapidamente, ridurre il rischio di infortuni e migliorare la performance nelle sessioni future.

Il passaggio da questo concetto alla pratica richiede una comprensione delle differenze individuali tra gli atleti, che possono includere variazioni nel metabolismo, nelle esigenze energetiche e nelle preferenze alimentari. È qui che la nutrizione sportiva deve essere personalizzata per adattarsi non solo allo sport praticato, ma anche alle caratteristiche uniche dell'atleta, inclusa la sua salute, il suo stile di vita e gli obiettivi di performance.

Nel prossimo segmento, esploreremo le differenze tra l'alimentazione sportiva e l'alimentazione generale, evidenziando come le esigenze specifiche degli atleti richiedano un approccio nutrizionale mirato che va oltre le linee guida dietetiche standard. Questa distinzione è fondamentale per comprendere l'importanza di una strategia nutrizionale personalizzata nell'ottimizzazione della performance atletica.

1.3 <u>Differenze tra l'alimentazione sportiva e l'alimentazione generale.</u>

La distinzione tra alimentazione sportiva e alimentazione generale è fondamentale per comprendere come le diete possano essere ottimizzate per rispondere a esigenze specifiche. Mentre l'alimentazione generale si concentra sulla promozione della salute e del benessere a lungo termine per la popolazione generale, l'alimentazione sportiva si rivolge specificamente agli atleti e alle loro esigenze uniche, mirando a ottimizzare la performance atletica e il recupero. Questa sezione esplora le principali differenze tra questi due approcci nutrizionali, evidenziando come l'alimentazione sportiva si adatti alle richieste fisiche degli atleti.

Apporto Energetico e Macronutrienti

Una delle differenze più evidenti riguarda l'apporto energetico e la composizione dei macronutrienti. Gli atleti, a causa del loro elevato dispendio energetico durante l'allenamento e le competizioni, possono richiedere un apporto calorico significativamente superiore rispetto alla popolazione generale. Inoltre, la proporzione di carboidrati, proteine e grassi nella dieta di un atleta viene spesso modulata per supportare specifici obiettivi di allenamento e recupero, mentre l'alimentazione generale segue raccomandazioni bilanciate pensate per mantenere la salute.

Timing Nutrizionale

Il timing del consumo di nutrienti è un altro aspetto cruciale che differenzia l'alimentazione sportiva da quella generale. Gli atleti possono trarre beneficio dal consumare certi tipi di alimenti o nutrienti in momenti specifici rispetto all'allenamento o alla competizione per massimizzare la performance e il recupero. Ad esempio, la nutrizione preallenamento si concentra sul fornire energia e prevenire la fame durante l'esercizio, mentre la nutrizione post-allenamento mira a ripristinare le riserve energetiche e promuovere la riparazione muscolare. Questo approccio al timing nutrizionale è meno rilevante nell'alimentazione generale.

Esigenze di Micronutrienti e Idratazione

Sebbene i micronutrienti siano importanti per tutti, gli atleti possono avere esigenze maggiori di certe vitamine e minerali a causa dell'intensa attività fisica. Ad esempio, il fabbisogno di ferro può essere superiore negli atleti, specialmente nelle donne e nei corridori a lunga distanza, a causa della sua perdita attraverso il sudore e il fenomeno della emolisi indotta dall'esercizio. L'idratazione, pur essendo fondamentale per tutti, assume un'importanza critica per gli atleti, che devono prestare attenzione alla sostituzione dei fluidi e degli elettroliti persi durante l'esercizio per mantenere la performance e prevenire disidratazione e crampi.

Personalizzazione in Base allo Sport e agli Obiettivi

L'alimentazione sportiva richiede una personalizzazione basata sul tipo di sport praticato, gli obiettivi di performance, le fasi di allenamento e le caratteristiche individuali dell'atleta. Questo contrasta con l'approccio più generalizzato dell'alimentazione generale, che mira a soddisfare le esigenze di un'ampia demografia. Gli atleti di endurance, ad esempio, possono richiedere una maggiore enfasi sui carboidrati per sostenere l'attività prolungata, mentre gli atleti di forza potrebbero concentrarsi maggiormente sulle proteine per la riparazione e la crescita muscolare.

Prevenzione e Gestione degli Infortuni

L'alimentazione sportiva gioca anche un ruolo nella prevenzione e nella gestione degli infortuni. Una nutrizione adeguata può contribuire a rafforzare il sistema immunitario, promuovere la salute delle ossa e ridurre il rischio di infortuni e malattie. Sebbene questi aspetti siano importanti anche nell'alimentazione generale, per gli atleti diventano strategici nella programmazione dietetica.

Concludendo, mentre l'alimentazione generale fornisce le basi per una vita sana e attiva, l'alimentazione sportiva si costruisce su queste fondamenta per soddisfare le esigenze specifiche degli atleti, aiutandoli a raggiungere i loro massimi potenziali. La transizione verso la storia e l'evoluzione dell'alimentazione sportiva nel prossimo capitolo illustrerà come queste pratiche si siano sviluppate e raffinate nel tempo, offrendo una prospettiva su come la scienza nutrizionale sia diventata un pilastro fondamentale dell'alta performance atletica.

1.4 Storia ed evoluzione dell'alimentazione sportiva.

L'alimentazione sportiva, come campo di studio e pratica, ha una storia ricca e variegata che rispecchia l'evoluzione delle comprensioni umane sulla relazione tra cibo, salute e performance fisica. Dalle antiche civiltà ai moderni programmi di nutrizione per atleti, l'approccio alla dieta sportiva ha subito trasformazioni significative, influenzate da scoperte scientifiche, cambiamenti culturali e l'avanzamento tecnologico.

Antiche Origini

Le radici dell'alimentazione sportiva possono essere rintracciate nelle antiche Olimpiadi greche, dove gli atleti seguivano diete specifiche per migliorare la loro forza e resistenza. Il cibo, come carne e pane, era considerato essenziale per costruire la fisicità necessaria agli sport dell'epoca. Anche i gladiatori romani, conosciuti come "hordearii" o "mangiatori di orzo", seguivano diete specializzate per mantenere la loro massa corporea ed energia.

Evoluzione Medievale e Rinascimentale

Nel Medioevo e durante il Rinascimento, l'interesse per la nutrizione sportiva perse evidenza a favore della sopravvivenza e delle questioni religiose legate al cibo. Tuttavia, con la rinascita delle competizioni sportive e l'interesse per il benessere fisico, la nutrizione iniziò lentamente a rivestire un ruolo importante nelle performance atletiche.

Il XX Secolo: La Nascita della Scienza Nutrizionale

Il ventesimo secolo segnò l'inizio della nutrizione come scienza, con ricerche che iniziarono a evidenziare il legame tra dieta e performance fisica. Durante questo periodo, gli studi sul metabolismo energetico e l'importanza dei carboidrati per gli atleti portarono a un cambiamento radicale nel modo di approcciare l'alimentazione sportiva. La scoperta della creatina, degli aminoacidi e del loro impatto sul recupero muscolare e sulla performance ampliò ulteriormente l'orizzonte della nutrizione sportiva.

La Moderna Alimentazione Sportiva

Nelle ultime decadi, l'alimentazione sportiva è diventata sempre più sofisticata, spinta da avanzamenti tecnologici e una migliore comprensione della biochimica umana. La personalizzazione della dieta in base alle esigenze specifiche dell'atleta, il timing nutrizionale e l'importanza dell'idratazione sono diventati principi fondamentali. Le ricerche hanno anche enfatizzato il ruolo dei micronutrienti e degli integratori nella dieta degli atleti, portando a strategie dietetiche mirate per ottimizzare la salute e la performance.

L'Impatto della Tecnologia e della Globalizzazione

La tecnologia e la globalizzazione hanno giocato un ruolo significativo nell'evoluzione dell'alimentazione sportiva, facilitando la diffusione di informazioni scientifiche e l'accesso a una vasta gamma di alimenti e integratori da tutto il mondo. Gli atleti e i professionisti del settore ora possono attingere a una conoscenza globale per formulare diete che rispecchiano le migliori pratiche attuali in nutrizione sportiva.

Verso il Futuro

Guardando al futuro, l'alimentazione sportiva continuerà a evolversi con l'avanzare della ricerca scientifica. L'interesse crescente per la nutrigenomica, l'approccio personalizzato basato sul DNA, e per le diete sostenibili promette di plasmare le future pratiche nutrizionali nel mondo dello sport. La continua esplorazione dell'intestino e del suo ruolo nella salute e nella performance atletica apre nuove frontiere per ottimizzare la nutrizione sportiva.

In conclusione, la storia dell'alimentazione sportiva è un viaggio affascinante che mostra come le conoscenze e le pratiche nutrizionali si siano evolute per sostenere gli atleti nella ricerca delle prestazioni ottimali. Man mano che ci avviciniamo ai capitoli successivi, esploreremo come questi principi storici si applicano oggi, guidando gli atleti, gli allenatori e gli appassionati di fitness nella creazione di diete che supportano gli obiettivi di salute e performance.

1.5 <u>Obiettivi del libro e cosa aspettarsi dai capitoli seguenti.</u>

Questo libro si pone l'obiettivo di essere una guida essenziale e completa per chiunque desideri esplorare il potente legame tra dieta e prestazioni atletiche. Attraverso un approccio basato su evidenze scientifiche e pratiche consolidate, mira a fornire agli atleti, agli allenatori e agli appassionati di fitness le conoscenze e gli strumenti necessari per ottimizzare la nutrizione a favore della performance e del benessere generale.

Dalle Basi alla Personalizzazione

I capitoli di questo libro sono strutturati per guidare il lettore attraverso un viaggio che inizia dalle fondamenta dell'alimentazione sportiva e arriva fino alla personalizzazione avanzata delle diete atletiche. Inizieremo esplorando le basi della nutrizione sportiva, comprese le differenze tra alimentazione sportiva e generale, l'importanza dei macronutrienti e micronutrienti, e il ruolo critico dell'idratazione.

Approfondimenti sui Macronutrienti e Micronutrienti

Il focus si sposterà poi sui dettagli di come i carboidrati, le proteine, i grassi e i micronutrienti essenziali influenzano la performance atletica e il recupero. Saranno esplorate strategie pratiche per garantire un apporto adeguato di queste sostanze nutritive essenziali, con un'attenzione particolare al timing del loro consumo in relazione all'allenamento.

Idratazione e Performance

L'importanza dell'idratazione verrà esaminata in dettaglio, evidenziando come una corretta gestione dei fluidi e degli elettroliti sia cruciale per mantenere ottimali livelli di performance e prevenire problemi legati alla disidratazione.

Personalizzazione dell'Alimentazione Sportiva

Successivamente, il libro si dedicherà alla personalizzazione dell'alimentazione per gli sportivi, con capitoli specifici sull'alimentazione per la costruzione della massa muscolare e per la riduzione del grasso corporeo. Verranno discussi gli errori comuni nelle diete degli atleti e forniti esempi di piani alimentari per diversi obiettivi.

Supplementazione

Un capitolo sarà dedicato alla supplementazione, un argomento di grande interesse nel campo della nutrizione sportiva. Verranno esaminate le evidenze scientifiche relative ai supplementi più popolari, con consigli su quali, quando e perché utilizzarli.

Piani Alimentari e Ricette

Per rendere questo libro uno strumento pratico, verranno inclusi capitoli su come pianificare i pasti e preparare ricette salutari e nutrienti, specificamente progettate per soddisfare le esigenze degli atleti. Queste sezioni offriranno consigli su come gestire il tempo e preparare i pasti in anticipo, oltre a considerazioni speciali per diete specifiche come quelle vegetariane o senza glutine.

Adattamento e Monitoraggio

Verso la conclusione, il libro affronterà l'importanza di adattare la nutrizione alle varie fasi di allenamento e di monitorare il progresso per fare gli Adattamenti necessari. Saranno presentati strumenti e tecniche per valutare l'efficacia della dieta sull'atletismo e la composizione corporea.

Strategie Chiave e Mantenimento di una Prospettiva Equilibrata

L'ultima sezione riassumerà le strategie chiave per ottimizzare l'alimentazione sportiva, sottolineando l'importanza di mantenere un approccio bilanciato che tenga conto sia della salute fisica sia di quella mentale. Verrà data enfasi alla continua educazione e adattamento, nonché all'importanza di costruire una rete di supporto.

In definitiva, questo libro aspira a servire come risorsa affidabile e ispiratrice per chiunque voglia migliorare la propria performance atletica e il proprio benessere attraverso la nutrizione, fornendo le basi teoriche e gli strumenti pratici per farlo con successo.

Capitolo 2: Macronutrienti e Micronutrienti Essenziali

2.1 Ruolo e importanza dei carboidrati per gli atleti.

I carboidrati rappresentano una delle fonti energetiche più cruciali per gli atleti e giocano un ruolo fondamentale nell'ottimizzazione delle performance sportive. Questi macronutrienti sono essenziali per fornire l'energia necessaria per sostenere sia gli allenamenti intensi sia le competizioni, influenzando direttamente la capacità di un atleta di mantenere un'intensità elevata di esercizio e di recuperare efficacemente.

La principale importanza dei carboidrati deriva dalla loro capacità di essere convertiti rapidamente in glucosio, il quale viene utilizzato immediatamente come energia o viene immagazzinato nei muscoli e nel fegato sotto forma di glicogeno. Il glicogeno muscolare è la fonte di energia primaria durante attività fisiche di media e alta intensità, rendendo l'apporto adeguato di carboidrati essenziale per prevenire il calo delle prestazioni e la fatica precoce.

Durante esercizi prolungati o ad alta intensità, le riserve di glicogeno iniziano a esaurirsi, portando a una riduzione dell'energia disponibile e, di conseguenza, a una diminuzione della capacità di sostenere l'attività fisica a livelli ottimali. Per questo motivo, una strategia nutrizionale che preveda un adeguato consumo di carboidrati prima, durante e dopo l'allenamento è fondamentale per mantenere le riserve di glicogeno, supportare la performance e accelerare il processo di recupero.

Inoltre, i carboidrati svolgono un ruolo critico nella protezione della massa muscolare. Durante periodi di intensa attività fisica, se le riserve di carboidrati sono insufficienti, il corpo può iniziare a utilizzare le proteine muscolari come fonte alternativa di energia, portando a una possibile perdita di massa muscolare. Un adeguato apporto di carboidrati assicura che le proteine siano preservate per la loro funzione principale: la riparazione e la costruzione del tessuto muscolare.

La quantità di carboidrati necessaria varia in base all'intensità e alla durata dell'esercizio, così come in base alle caratteristiche individuali dell'atleta, come peso, età e sesso. Gli atleti impegnati in sport di endurance, come la maratona o il ciclismo, possono richiedere un apporto più elevato di carboidrati per sostenere le loro lunghe sessioni di allenamento e competizioni. Al contrario, gli atleti di sport di forza o ad alta intensità ma di breve durata potrebbero necessitare di una quantità leggermente inferiore, ma comunque significativa, per garantire prestazioni ottimali.

La scelta del tipo di carboidrati è altrettanto importante quanto la quantità. I carboidrati complessi, come quelli presenti in cereali integrali, frutta, verdura e legumi, dovrebbero costituire la maggior parte dell'apporto, poiché forniscono una liberazione più lenta e costante di energia. Tuttavia, carboidrati semplici, rapidamente digeribili, possono essere utili immediatamente prima o durante l'esercizio per un rapido aumento dell'energia o per il ripristino rapido delle riserve di glicogeno post-allenamento.

In conclusione, i carboidrati sono essenziali per gli atleti che cercano di massimizzare la loro performance e il loro recupero. Un'adeguata pianificazione nutrizionale, che tenga conto del timing, della quantità e del tipo di carboidrati, può fare la differenza nelle prestazioni sportive e nella capacità di un atleta di allenarsi in modo efficace e di competere al meglio delle sue possibilità. Il passaggio successivo, discusso nel punto 2.2, esplora un altro macronutriente vitale per gli atleti: le proteine, dettagliando la loro quantità, qualità e il timing ottimale per l'assunzione, al fine di supportare ulteriormente l'ottimizzazione della performance e del recupero.

2.2 Proteine: quantità, qualità e timing per l'ottimizzazione della performance.

Le proteine svolgono un ruolo essenziale nell'alimentazione di ogni atleta, essendo fondamentali non solo per la crescita e la riparazione del tessuto muscolare, ma anche per il sostegno di una vasta gamma di funzioni metaboliche e ormonali che influenzano direttamente la performance sportiva. La comprensione della quantità, della qualità e del timing ottimale per l'assunzione di proteine può aiutare gli atleti a massimizzare la loro forza, la resistenza, la ripresa e, in definitiva, le loro prestazioni complessive.

Quantità di Proteine

La quantità di proteine necessaria varia a seconda dell'intensità e del tipo di attività fisica, nonché delle caratteristiche individuali dell'atleta, come la massa corporea magra e il livello di allenamento. Gli atleti di resistenza, ad esempio, possono necessitare di una quantità di proteine leggermente inferiore rispetto agli atleti di forza o a quelli impegnati in sport che richiedono sia forza sia resistenza. Le linee guida generali suggeriscono un apporto proteico che varia da 1,2 a 2,0 grammi per chilogrammo di peso corporeo al giorno per gli atleti, con i valori più alti riservati a coloro che si trovano in fasi di intensa costruzione muscolare o di recupero da lesioni.

Qualità delle Proteine

La qualità delle proteine consumate è determinata dalla loro composizione amminoacidica e dalla facilità con cui il corpo può digerirle e assorbirle. Le proteine complete, che contengono tutti gli aminoacidi essenziali in proporzioni adeguate, sono fondamentali per la sintesi proteica muscolare. Fonti di proteine di alta qualità includono carne, pesce, uova, latticini e, per i vegetariani o vegani, combinazioni di fonti vegetali come legumi e cereali che insieme forniscono un profilo amminoacidico completo.

Timing dell'Assunzione di Proteine

Il timing dell'assunzione di proteine è un altro fattore cruciale per ottimizzare la riparazione e la crescita muscolare. Consumare proteine subito dopo l'allenamento, idealmente entro 30-60 minuti, può massimizzare la sintesi proteica muscolare, un processo essenziale per la riparazione e la crescita del muscolo danneggiato dall'esercizio fisico. Questo "finestra anabolica" rappresenta un momento ottimale per fornire al corpo le proteine di cui necessita per iniziare il processo di recupero. Inoltre, distribuire l'apporto proteico uniformemente tra i pasti durante la giornata può sostenere una sintesi proteica continua, contribuendo a mantenere e costruire la massa muscolare magra.

Oltre alla quantità e alla qualità, il tipo di proteine può fare la differenza. Ad esempio, le proteine del siero di latte sono particolarmente efficaci nel promuovere la sintesi proteica post-allenamento grazie alla loro rapida digeribilità e al ricco contenuto di aminoacidi essenziali, in particolare la leucina, un promotore chiave della sintesi proteica muscolare.

In conclusione, per gli atleti che cercano di ottimizzare le loro performance, è cruciale non solo concentrarsi sulla quantità di proteine consumate ma anche sulla qualità e sul timing dell'assunzione. Adattando l'apporto proteico alle proprie esigenze specifiche, gli atleti possono migliorare significativamente la riparazione e la crescita muscolare, sostenere la performance e accelerare il recupero. Il passaggio successivo, discusso nel punto 2.3, esplorerà l'importanza dei grassi nell'alimentazione sportiva, demolendo i miti comuni e chiarificando il ruolo vitale che i grassi svolgono nel sostenere la salute globale e la performance atletica.

2.3 Grassi: demolire i miti e comprendere il loro posto nell'alimentazione sportiva.

I grassi, a lungo visti come nemici nella dieta di chi pratica sport, rivestono in realtà un ruolo fondamentale nell'alimentazione degli atleti, contribuendo non solo al benessere generale ma anche alla performance atletica. Comprendere il ruolo dei grassi, smontare i miti che li circondano e integrarli correttamente nella dieta può fare una grande differenza nel modo in cui un atleta si allena, compete e recupera.

Demolizione dei Miti sui Grassi

Il primo mito da sfatare è che tutti i grassi siano dannosi. Mentre è vero che grassi trans e saturi possono aumentare il rischio di malattie cardiovascolari se consumati in eccesso, grassi monoinsaturi e polinsaturi, compresi gli omega-3 e omega-6, offrono numerosi benefici per la salute, inclusa la riduzione dell'infiammazione e il miglioramento della salute cardiovascolare. Inoltre, i grassi sono essenziali per l'assorbimento di vitamine liposolubili come la A, D, E, K, cruciali per la salute degli atleti.

Il Ruolo dei Grassi nell'Alimentazione Sportiva

I grassi svolgono diversi ruoli chiave nell'alimentazione degli atleti. Forniscono una fonte concentrata di energia, essenziale per gli atleti di endurance che partecipano a lunghe sessioni di allenamento o competizioni. Quando le riserve di carboidrati (glicogeno) si esauriscono, il corpo inizia a utilizzare i grassi come fonte di energia, permettendo agli atleti di continuare a performare. Questo rende i grassi un componente essenziale della dieta per la resistenza a lungo termine.

Inoltre, i grassi svolgono un ruolo cruciale nella produzione di ormoni, inclusi quelli importanti per la crescita e la riparazione muscolare. Un adeguato apporto di grassi è quindi necessario per mantenere un buon equilibrio ormonale, che a sua volta influisce sulla capacità di recupero, sulla crescita muscolare e sulla performance.

Integrare i Grassi nella Dieta degli Atleti

Gli atleti dovrebbero puntare a includere una varietà di fonti di grassi sani nella loro dieta. Gli oli vegetali (come l'olio d'oliva e quello di canola), i frutti a guscio, i semi, l'avocado e il pesce grasso (come il salmone e le sardine) sono eccellenti fonti di grassi monoinsaturi e polinsaturi, inclusi gli omega-3. È consigliabile limitare il consumo di grassi saturi, presenti in alimenti come carne rossa e prodotti lattiero-caseari, ed evitare completamente i grassi trans, spesso presenti in cibi fritti e lavorati.

Quantità di Grassi

Non esiste una raccomandazione universale riguardo la quantità esatta di grassi che un atleta dovrebbe consumare, poiché questa dipende da molti fattori, inclusi il tipo di sport praticato, l'intensità dell'allenamento, gli obiettivi personali e le esigenze energetiche. Tuttavia, una guida generale è che i grassi dovrebbero costituire tra il 20% e il 35% dell'apporto calorico giornaliero. Importante è l'equilibrio tra i vari tipi di grassi, privilegiando quelli insaturi.

In conclusione, i grassi sono un componente essenziale dell'alimentazione sportiva, fornendo energia, supportando la salute ormonale e contribuendo alla riparazione e crescita muscolare. Una comprensione approfondita dei diversi tipi di grassi e del loro ruolo nell'alimentazione può aiutare gli atleti a ottimizzare la loro dieta per una performance migliore. Il prossimo passo, discusso nel punto 2.4, esaminerà i micronutrienti chiave e la loro importanza per gli atleti, enfatizzando come una corretta assunzione di vitamine e minerali sia cruciale per il supporto della performance atletica e del benessere generale.

2.4 Panoramica sui micronutrienti chiave e la loro importanza.

Mentre macronutrienti come carboidrati, proteine e grassi ricevono molta attenzione nell'alimentazione sportiva per il loro ruolo nel fornire energia e supportare la costruzione e il recupero muscolare, i micronutrienti — vitamine e minerali — giocano un ruolo altrettanto critico nel mantenimento della salute e nell'ottimizzazione della performance atletica. Questi nutrienti essenziali, necessari in quantità minori rispetto ai macronutrienti, sono vitali per una serie di funzioni biologiche, inclusi il metabolismo energetico, la riparazione dei tessuti, la sintesi delle proteine, e la funzione immunitaria.

Vitamine Chiave per gli Atleti

Vitamina D: Essenziale per la salute delle ossa, la funzione muscolare e il sistema immunitario. Gli atleti possono essere a rischio di carenze, soprattutto quelli in sport indoor o in paesi con bassa esposizione solare.

Vitamine del Gruppo B: Cruciali per il metabolismo energetico; le vitamine B6, B12, e folato sono particolarmente importanti per la produzione di energia e per la sintesi delle proteine.

Vitamina C: Nota per il suo ruolo nel supporto del sistema immunitario, è anche importante per la produzione di collagene, essenziale per la riparazione e il mantenimento dei tessuti, inclusi i muscoli e i legamenti.

Vitamina E: Un potente antiossidante che aiuta a proteggere le cellule dal danno ossidativo causato dall'esercizio fisico intenso.

Minerali Chiave per gli Atleti

Ferro: Fondamentale per il trasporto dell'ossigeno nel sangue; una carenza può portare a fatica e riduzione della performance atletica. Gli atleti, specialmente le donne e coloro che seguono una dieta vegetariana o vegana, devono prestare particolare attenzione al loro apporto di ferro.

Calcio: Essenziale per la salute delle ossa e la funzione muscolare. Un adeguato apporto di calcio è cruciale per prevenire fratture da stress e altre lesioni ossee.

Magnesio: Gioca un ruolo in oltre 300 reazioni enzimatiche nel corpo, inclusi il metabolismo energetico e la sintesi proteica. La carenza di magnesio può influire negativamente sulla performance e sulla ripresa muscolare.

Zinco: Importante per la crescita, la riparazione dei tessuti, e la funzione immunitaria. Una carenza di zinco può ridurre la capacità di guarigione e influenzare negativamente la performance.

Assicurare un Apporto Adeguato di Micronutrienti

Un'alimentazione varia ed equilibrata è fondamentale per garantire un apporto adeguato di tutti i micronutrienti essenziali. Gli atleti, in particolare, dovrebbero concentrarsi su alimenti nutrienti densi, che offrono una grande quantità di vitamine e minerali rispetto al loro contenuto calorico. Questi includono frutta e verdura colorate, cereali integrali, legumi, frutti a guscio, semi, carne magra, pesce e latticini. In alcuni casi, può essere necessario integrare la dieta, specialmente per nutrienti come la vitamina D e il ferro, ma ciò dovrebbe essere fatto sotto la guida di un professionista sanitario.

In conclusione, i micronutrienti sono fondamentali per mantenere il corpo in salute e ottimizzare la performance atletica. Un'adeguata assunzione di vitamine e minerali supporta il metabolismo energetico, la riparazione e il recupero muscolare, la funzione immunitaria e la salute delle ossa. Il prossimo punto, 2.5, discuterà le strategie per assicurare un apporto adeguato di vitamine e minerali, enfatizzando l'importanza di una dieta ben pianificata e, se necessario, l'uso di integratori sotto supervisione professionale per sostenere gli obiettivi di performance e benessere degli atleti.

2.5 Strategie per assicurare un apporto adeguato di vitamine e minerali.

Per gli atleti, garantire un apporto adeguato di vitamine e minerali è cruciale non solo per mantenere un ottimo stato di salute ma anche per massimizzare la performance sportiva. Una dieta ben bilanciata e ricca di alimenti nutrienti è la base per soddisfare queste esigenze micronutrienti. Tuttavia, ci sono momenti in cui, a causa di allenamenti intensi, restrizioni dietetiche o esigenze metaboliche aumentate, gli atleti possono avere bisogno di strategie specifiche per assicurare l'assunzione necessaria di questi nutrienti essenziali.

Prioritizzare Alimenti Nutrienti Densi

La prima e più importante strategia è consumare una dieta variegata che includa un'ampia gamma di alimenti nutrienti densi. Alimenti come frutta e verdura fresca, cereali integrali, legumi, frutti a guscio, semi, carne magra, pesce, e latticini non solo forniscono vitamine e minerali essenziali ma offrono anche una sinergia di nutrienti che potrebbero non essere presenti negli integratori. Ad esempio, le verdure a foglia verde scuro sono ricche di calcio, ferro, magnesio e vitamine del gruppo B, mentre i frutti di bosco forniscono antiossidanti come la vitamina C e la vitamina E.

Integrare la Dieta quando Necessario

Nonostante una dieta equilibrata sia la chiave per un'adeguata nutrizione, ci possono essere casi in cui l'integrazione diventa necessaria. Gli atleti che seguono diete restrittive (come quelle vegane o vegetariane), che vivono in aree con scarsa esposizione solare (per la vitamina D), o che hanno esigenze nutrizionali particolarmente elevate potrebbero aver bisogno di integratori specifici. È fondamentale che l'uso di integratori sia guidato da un professionista della nutrizione o della medicina dello sport per assicurare che le dosi siano appropriate e per evitare potenziali interazioni negative o tossicità.

Monitorare e Adattare in base ai Bisogni Individuali

La nutrizione è altamente individuale, e ciò che funziona per un atleta potrebbe non essere adeguato a un altro. Monitorare regolarmente i marcatori di salute attraverso esami del sangue può aiutare a identificare eventuali carenze di micronutrienti, permettendo agli atleti e ai loro consulenti di nutrizione di adattare la dieta o l'integrazione di conseguenza. Ad esempio, una carenza di ferro può essere comune negli atleti di resistenza, soprattutto nelle donne; la rilevazione precoce e l'intervento possono prevenire impatti negativi sulla performance e sulla salute generale.

Educazione Nutrizionale Continua

La conoscenza è potere, specialmente quando si tratta di nutrizione. Gli atleti dovrebbero cercare di educarsi sulle migliori fonti di vari micronutrienti e su come la preparazione degli alimenti può influenzare la loro biodisponibilità. Ad esempio, l'assorbimento del ferro di origine vegetale può essere aumentato consumandolo insieme a fonti di vitamina C, mentre il calcio da fonti vegetali può essere meno biodisponibile rispetto al calcio lattiero-caseario.

Collaborazione con Professionisti della Nutrizione

Data la complessità della nutrizione sportiva e l'importanza di una dieta ben bilanciata, collaborare con un dietista sportivo o un nutrizionista può fornire un vantaggio significativo. Questi professionisti possono offrire consigli personalizzati basati sulle specifiche esigenze energetiche, sullo stile di vita e sugli obiettivi di performance dell'atleta, assicurando che la strategia nutrizionale supporti ottimamente la salute e le prestazioni.

In conclusione, garantire un apporto adeguato di vitamine e minerali è fondamentale per gli atleti che cercano di ottimizzare la loro performance e mantenere una buona salute. Attraverso una combinazione di alimentazione mirata, integrazione consapevole, monitoraggio regolare e educazione continua, è possibile supportare efficacemente le esigenze nutrizionali degli atleti. Questo approccio olistico alla nutrizione sportiva è essenziale per sostenere la performance atletica a lungo termine e il benessere generale.

Capitolo 3: Idratazione e Performance

3.1 Comprendere l'importanza dell'acqua nell'alimentazione sportiva.

L'idratazione svolge un ruolo cruciale nell'ottimizzazione della performance atletica e nella prevenzione di lesioni e affaticamento. L'acqua, costituendo circa il 60% del peso corporeo di un adulto, è essenziale per numerose funzioni biologiche, inclusa la regolazione della temperatura corporea, il trasporto dei nutrienti e la rimozione dei prodotti di scarto dal metabolismo. Per gli atleti, mantenere un adeguato stato di idratazione è fondamentale per massimizzare le capacità fisiche, migliorare la resistenza e accelerare il recupero.

Durante l'attività fisica, il corpo perde acqua principalmente attraverso il sudore, un meccanismo vitale per il raffreddamento del corpo. Tuttavia, una perdita eccessiva di liquidi senza un adeguato reintegro può portare a disidratazione, con effetti negativi sulla forza, sulla potenza e sulla resistenza muscolare. La disidratazione, anche se lieve, può ridurre la capacità di esercizio, aumentare la percezione dello sforzo e diminuire la concentrazione, aumentando così il rischio di errori e infortuni durante la pratica sportiva.

Il fabbisogno idrico di un atleta può variare notevolmente a seconda di fattori quali l'intensità e la durata dell'esercizio, le condizioni ambientali (come temperatura e umidità) e le caratteristiche individuali (come il peso corporeo e il tasso di sudorazione). È importante sottolineare che gli atleti non dovrebbero aspettare di avvertire la sete per bere, poiché questo è un segnale tardivo di disidratazione. Al contrario, dovrebbero adottare una strategia proattiva di idratazione, consumando regolarmente liquidi prima, durante e dopo l'esercizio fisico.

Per determinare il fabbisogno idrico personale, gli atleti possono monitorare il colore dell'urina (che dovrebbe essere di un colore chiaro, simile a quello della paglia) o pesarsi prima e dopo l'esercizio per valutare la perdita di liquidi. Una perdita di peso corporeo superiore all'1-2% durante l'esercizio indica una disidratazione significativa e la necessità di aumentare l'assunzione di liquidi.

L'acqua rappresenta la scelta primaria per l'idratazione durante attività fisiche di durata inferiore a un'ora. Per attività più prolungate o svolte in ambienti caldi, possono essere utili bevande sportive contenenti elettroliti (come sodio e potassio) e carboidrati, per sostenere l'equilibrio elettrolitico e fornire una fonte di energia aggiuntiva. Tuttavia, è fondamentale scegliere bevande con una concentrazione adeguata di nutrienti per evitare problemi gastrointestinali e garantire un'efficace reidratazione.

In conclusione, una strategia di idratazione ben pianificata è essenziale per l'ottimizzazione della performance atletica. Gli atleti dovrebbero personalizzare il loro approccio all'idratazione in base alle loro esigenze individuali, monitorando attentamente il loro stato di idratazione e adattando l'assunzione di liquidi in funzione dell'intensità dell'allenamento, delle condizioni ambientali e delle risposte personali all'esercizio. Passando ora al punto successivo, 3.2, esploreremo il ruolo critico degli elettroliti nella prevenzione della disidratazione e nel mantenimento dell'equilibrio idrico, elementi chiave per massimizzare la performance atletica e garantire il benessere generale dell'atleta.

3.2 Gli elettroliti e il loro ruolo nella prevenzione della disidratazione.

Gli elettroliti, tra cui sodio, potassio, calcio, magnesio e cloruro, svolgono ruoli fondamentali nell'organismo, regolando il bilancio idrico, il pH del sangue e la funzionalità muscolare. Durante l'attività fisica, la perdita di elettroliti attraverso il sudore può essere significativa, soprattutto in condizioni di caldo intenso o durante esercizi prolungati. La mancanza di un adeguato riequilibrio degli elettroliti può portare a disidratazione, crampi muscolari, affaticamento e, in casi estremi, a condizioni più gravi come colpo di calore o iponatremia.

Il sodio è l'elettrolita più abbondante nel fluido extracellulare e svolge un ruolo cruciale nel mantenimento dell'equilibrio idrico e nella funzione neuromuscolare. Durante l'esercizio, il sodio è l'elettrolita che si perde in maggiore quantità attraverso il sudore, e la sua carenza può compromettere le prestazioni atletiche riducendo la capacità di reidratazione e aumentando il rischio di crampi. Pertanto, per gli atleti è essenziale reintegrare il sodio, specialmente dopo attività fisiche di lunga durata o svolte in ambienti caldi.

Il potassio, presente principalmente all'interno delle cellule, collabora con il sodio per mantenere l'equilibrio idrico e supportare la funzione cardiaca e muscolare. Una sua adeguata assunzione è fondamentale per prevenire i crampi muscolari e garantire una contrazione muscolare ottimale.

Il calcio e il magnesio, oltre al loro ruolo nella salute delle ossa, sono vitali per la contrazione e il rilassamento muscolare. Un'adeguata assunzione di questi minerali può aiutare a prevenire crampi muscolari e a migliorare la funzione muscolare durante l'attività fisica.

Il cloruro, infine, aiuta a mantenere l'equilibrio dei fluidi e la pressione osmotica, oltre a essere importante per la produzione di acido cloridrico nello stomaco, essenziale per una buona digestione.

Per garantire un'adeguata reintegrazione degli elettroliti persi con il sudore, gli atleti possono ricorrere a bevande sportive specificamente formulate, che contengono un bilancio ottimale di elettroliti e carboidrati. Queste bevande possono aiutare a mantenere l'equilibrio elettrolitico, fornire energia durante l'esercizio prolungato e favorire il recupero post-allenamento. È importante, tuttavia, scegliere bevande con un adeguato contenuto di elettroliti e zuccheri per evitare problemi gastrointestinali e garantire un'effettiva reidratazione.

Oltre alle bevande sportive, gli atleti possono integrare gli elettroliti attraverso una dieta equilibrata e variata, ricca di frutta e verdura fresca, cereali integrali, frutta secca e latticini. Questi alimenti, oltre a fornire vitamine e minerali essenziali, contribuiscono a mantenere un adeguato apporto di elettroliti.

In conclusione, un'adeguata gestione dell'equilibrio degli elettroliti è fondamentale per ottimizzare la performance atletica e prevenire disidratazione e crampi muscolari. Gli atleti dovrebbero adottare strategie di idratazione che includano la reintegrazione di elettroliti, in particolare dopo esercizi intensi o in condizioni di calore elevato. Nel prossimo punto, 3.3, esploreremo strategie pratiche per mantenere l'idratazione ottimale, con l'obiettivo di massimizzare la performance atletica e promuovere una rapida ripresa post-allenamento.

3.3 Strategie pratiche per mantenere l'idratazione ottimale.

Mantenere un'adeguata idratazione è fondamentale per gli atleti che desiderano ottimizzare le loro performance e promuovere un efficace recupero post-allenamento. Le strategie pratiche per garantire un'ottimale idratazione variano in base alle esigenze individuali, al tipo di attività praticata e alle condizioni ambientali, ma esistono principi generali applicabili a tutti gli atleti per assicurare un corretto bilancio idrico.

1. Stabilire un piano di idratazione personalizzato: La quantità di fluidi necessaria varia in base al peso corporeo, al tasso di sudorazione, alla durata e all'intensità dell'esercizio, nonché alle condizioni climatiche. Gli atleti dovrebbero iniziare a monitorare il proprio tasso di sudorazione misurando la variazione di peso prima e dopo l'allenamento, tenendo conto che ogni mezzo chilo di peso perso equivale a circa mezzo litro di liquido che deve essere reintegrato. Creare un piano di idratazione che preveda l'assunzione di liquidi prima, durante e dopo l'allenamento aiuta a prevenire la disidratazione e a mantenere le prestazioni.

2. Pre-idratazione: Bere adeguatamente prima dell'attività fisica è essenziale per partire in uno

stato di idratazione ottimale. Si consiglia di bere circa 500 ml di acqua due ore prima dell'esercizio per permettere all'organismo di idratarsi completamente e di espellere eventuali eccessi.

3. Idratazione durante l'esercizio: Durante l'attività fisica, l'obiettivo è minimizzare la perdita di liquidi senza bere tanto da sentirsi scomodi. Una buona regola pratica è quella di bere 150-250 ml di liquidi ogni 15-20 minuti, regolando questa quantità in base alle condizioni climatiche e all'intensità dell'esercizio.

4. Reintegro post-allenamento: Dopo l'esercizio, è importante reintegrare i liquidi persi per favorire il recupero. Oltre a bere acqua, considerare l'assunzione di bevande contenenti elettroliti e carboidrati possono aiutare a ripristinare l'equilibrio idrico ed energetico più rapidamente.

5. Utilizzare indicatori di idratazione: Oltre al monitoraggio del peso, il colore dell'urina è un indicatore utile dello stato di idratazione; un colore chiaro indica un'adeguata idratazione, mentre un colore scuro suggerisce la necessità di aumentare l'assunzione di liquidi.

6. Variare le fonti di idratazione: Oltre all'acqua, gli atleti possono considerare l'assunzione di liquidi attraverso bevande sportive, tè, succhi diluiti e alimenti ad alto contenuto di acqua come frutta e verdura. Questo può contribuire non solo a migliorare l'idratazione ma anche a variare l'apporto di nutrienti.

7. Ascoltare il proprio corpo: Infine, è fondamentale che gli atleti siano sintonizzati con i segnali del proprio corpo e regolino l'assunzione di liquidi in base alle sensazioni di sete e al benessere generale.

Mantenere l'idratazione ottimale richiede attenzione e pianificazione, ma i benefici in termini di performance, recupero e salute generale sono significativi. Superando le sfide dell'idratazione, gli atleti possono concentrarsi su obiettivi più ampi di miglioramento delle prestazioni e di benessere. Nel punto successivo, 3.4, affronteremo come riconoscere i segnali di disidratazione e le strategie per intervenire efficacemente, garantendo così che gli atleti possano rimanere idratati e performanti in ogni situazione.

3.4 Riconoscere i segnali di disidratazione e come intervenire.

La disidratazione si verifica quando la perdita di fluidi del corpo supera l'assunzione di liquidi, compromettendo così le funzioni fisiologiche e la performance atletica. Riconoscere tempestivamente i segnali di disidratazione è fondamentale per intervenire efficacemente e prevenire conseguenze negative sulla salute e sulla performance sportiva. Ecco alcuni segnali comuni di disidratazione e le strategie per affrontarli.

Segnali di disidratazione lieve a moderata:

Sete: Anche se è un indicatore tardivo, la sete è uno dei primi segnali di disidratazione.

Urina scura: Come menzionato precedentemente, il colore dell'urina è un buon indicatore dello stato di idratazione. L'urina scura e concentrata suggerisce una disidratazione.

Affaticamento: La sensazione di stanchezza o debolezza durante l'attività fisica può essere un segno precoce di disidratazione.

Mal di testa: Una riduzione del volume del sangue può portare a mal di testa e vertigini.

Bocca secca e labbra screpolate: La riduzione della saliva può causare secchezza delle mucose.

Segnali di disidratazione severa:

Aumento della frequenza cardiaca: Con meno volume di sangue disponibile, il cuore deve lavorare più duramente per pompare sangue ai muscoli.

Diminuzione della sudorazione: In condizioni di disidratazione severa, il corpo può limitare la perdita di ulteriori liquidi riducendo la sudorazione.

Crampi muscolari: La perdita di elettroliti e liquidi può portare a crampi.

Difficoltà di concentrazione: La disidratazione può influire sulle funzioni cognitive, riducendo la capacità di concentrazione e decisionale.

Strategie di intervento:

Incrementare l'assunzione di liquidi: Al primo segno di disidratazione, è importante aumentare l'assunzione di acqua o bevande sportive che contengono elettroliti. È meglio bere piccole quantità frequentemente piuttosto che grandi volumi in una sola volta per favorire un migliore assorbimento.

Ridurre l'intensità dell'attività fisica: Se si riconoscono i segnali di disidratazione durante l'esercizio, è consigliabile ridurre l'intensità o fare una pausa per permettere al corpo di recuperare.

Ricerca di un ambiente fresco: Se possibile, spostarsi in un ambiente più fresco o all'ombra può aiutare a ridurre la produzione di calore corporeo e la perdita di liquidi tramite la sudorazione.

Utilizzo di indumenti leggeri e traspiranti: Indossare abbigliamento leggero e traspirante può facilitare la dissipazione del calore e ridurre il rischio di ulteriore disidratazione.

Monitoraggio continuo: Continuare a monitorare i segnali di recupero o di ulteriore disidratazione, adattando di conseguenza l'assunzione di liquidi e l'attività fisica.

In caso di disidratazione severa, o se i sintomi non migliorano nonostante l'assunzione di liquidi, può essere necessario cercare assistenza medica per un intervento più approfondito e potenzialmente per l'idratazione intravenosa.

Prevenire la disidratazione richiede una pianificazione e una consapevolezza attenta prima, durante e dopo l'attività fisica. Nel punto successivo, 3.5, esploreremo le differenze nelle strategie di idratazione necessarie per gli sport di endurance rispetto agli sport di forza, enfatizzando come l'approccio all'idratazione debba essere adattato al tipo di attività svolta per massimizzare la performance e il recupero.

3.5 Idratazione specifica per sport di endurance vs sport di forza.

L'approccio all'idratazione per gli atleti varia significativamente in base al tipo di attività svolta. Gli sport di endurance, come la corsa, il ciclismo e il nuoto di lunga distanza, presentano sfide uniche per l'idratazione a causa della lunga durata dell'attività e, spesso, dell'esposizione a condizioni ambientali estreme. D'altro canto, gli sport di forza, come il sollevamento pesi e il bodybuilding, pur richiedendo una strategia di idratazione, hanno esigenze diverse date dalla natura più breve e intensa dell'attività.

Sport di endurance:

Negli sport di endurance, la gestione dell'idratazione è cruciale per mantenere la performance nel tempo. La perdita di fluidi attraverso il sudore può essere significativa, soprattutto in condizioni di caldo e umidità elevate, aumentando il rischio di disidratazione. Gli atleti di endurance devono puntare a iniziare l'attività in uno stato di idratazione ottimale e cercare di sostituire i liquidi perduti in tempo reale, se possibile.

Pre-idratazione: Bere adeguatamente nelle ore precedenti l'evento è fondamentale per partire ben idratati. Si consiglia di consumare bevande con elettroliti, in particolare sodio, per aiutare a trattenere i liquidi.

Durante l'attività: L'obiettivo è minimizzare le perdite di fluido. Gli atleti dovrebbero mirare a bere regolarmente, basandosi sulle proprie perdite di sudore individuali, che possono essere determinate durante gli allenamenti.

Reidratazione: Dopo l'attività, è importante reintegrare i liquidi persi per facilitare il recupero. Questo include il consumo di liquidi che contengono elettroliti, per compensare quelli persi con il sudore.

Sport di forza:

Anche se gli sport di forza possono non sembrare intensi dal punto di vista dell'idratazione come gli sport di endurance, mantenere una corretta idratazione è comunque essenziale per massimizzare la performance, la crescita muscolare e il recupero. L'idratazione influisce sulla funzione muscolare, sulla lubrificazione delle articolazioni e sulla capacità del corpo di trasportare nutrienti ai muscoli.

Pre-idratazione: Anche per gli atleti di forza, iniziare l'allenamento o la competizione ben idratati può aiutare a prevenire la fatica precoce e a mantenere l'intensità dell'esercizio.

Durante l'attività: Benché la perdita di fluidi possa essere meno significativa rispetto agli sport di endurance, è importante bere regolarmente per mantenere l'equilibrio idrico, specialmente durante le sessioni di allenamento prolungate o ad alta intensità.

Reidratazione: Dopo l'allenamento, la reidratazione supporta il recupero muscolare e la sintesi proteica. Bere liquidi che contengono sia elettroliti che carboidrati può aiutare a ristabilire l'equilibrio idrico e fornire energia ai muscoli per il recupero.

Considerazioni comuni:

Nonostante le differenze tra gli sport di endurance e quelli di forza, alcuni principi di idratazione rimangono universali. La personalizzazione del piano di idratazione in base alle esigenze individuali, la considerazione delle condizioni ambientali e la scelta di liquidi che forniscono sia idratazione che nutrimento (come elettroliti e, a volte, carboidrati) sono essenziali per tutti gli atleti. La chiave è ascoltare il proprio corpo e adattare l'idratazione in base alle sensazioni personali, alle esperienze passate e ai bisogni specifici dell'attività svolta.

In conclusione, una strategia di idratazione ben pianificata e personalizzata è fondamentale per ottimizzare la performance sportiva, indipendentemente dal tipo di sport praticato. Il successivo capitolo del libro si concentrerà sulla personalizzazione dell'alimentazione per gli sportivi, offrendo approfondimenti su come adattare l'alimentazione alle esigenze specifiche di ogni atleta, per supportare sia la performance che il recupero.

Capitolo 4: Alimentazione per la Costruzione della Massa Muscolare

4.1 Bilanciare macronutrienti per l'ipertrofia muscolare.

L'ipertrofia muscolare, o l'aumento della massa muscolare, è un obiettivo comune tra atleti e appassionati di fitness che cercano di migliorare la loro forza e la loro estetica fisica. Tuttavia, per ottenere risultati ottimali, è fondamentale bilanciare correttamente i macronutrienti: carboidrati, proteine e grassi. Questo equilibrio non solo supporta la crescita muscolare ma anche aiuta a migliorare il recupero, la performance e la salute generale dell'atleta.

I carboidrati sono il principale carburante per gli allenamenti intensi e per le funzioni corporee quotidiane. Forniscono l'energia necessaria per le sessioni di allenamento e aiutano nella rigenerazione del glicogeno muscolare dopo l'esercizio, essenziale per il recupero e per la prevenzione dell'affaticamento. Gli atleti dovrebbero puntare a consumare carboidrati complessi, come quelli provenienti da cereali integrali, frutta, verdura e legumi, per un rilascio energetico costante e per massimizzare le riserve di glicogeno.

Le proteine, gli elementi costitutivi dei muscoli, sono cruciali per la riparazione e la crescita muscolare. Un adeguato apporto proteico stimola la sintesi proteica muscolare, un processo chiave nell'ipertrofia. Gli atleti dovrebbero mirare a un apporto proteico di circa 1,6-2,2 grammi per chilogrammo di peso corporeo al giorno, distribuito in pasti e spuntini durante tutto il giorno per massimizzare l'assorbimento e l'utilizzo. Fonti di proteine di alta qualità includono carni magre, pesce, uova, latticini, legumi e, se necessario, integratori proteici come il siero di latte.

I grassi svolgono anche un ruolo cruciale, contribuendo alla produzione ormonale, inclusi quelli importanti per la crescita muscolare come il testosterone. Anche se spesso visti come nemici della composizione corporea, i grassi sani dovrebbero costituire una parte significativa dell'alimentazione, con un focus su fonti di qualità come gli oli vegetali, i frutti a guscio, i semi e il pesce grasso, che forniscono acidi grassi essenziali omega-3.

L'equilibrio tra questi macronutrienti può variare in base a numerosi fattori, inclusi l'intensità e il tipo di allenamento, gli obiettivi specifici dell'atleta, il metabolismo individuale e le preferenze personali. Per esempio, durante fasi di intensa attività di resistenza o ipertrofia, potrebbe essere necessario aumentare l'apporto di carboidrati per soddisfare le esigenze energetiche elevate. Analogamente, in periodi di recupero o di minore attività, una maggiore enfasi sulle proteine può aiutare a mantenere la massa muscolare mentre si riducono i carboidrati per adattarsi al minor dispendio energetico.

È importante notare che, sebbene il focus sia spesso posto sui macronutrienti, un'alimentazione equilibrata che include un'ampia varietà di alimenti assicurerà anche un adeguato apporto di micronutrienti essenziali, che supportano la salute generale, la funzione immunitaria e il recupero muscolare. La pianificazione e la periodizzazione dell'alimentazione, adattata agli specifici programmi di allenamento e agli obiettivi di performance, sono fondamentali per ottimizzare l'ipertrofia muscolare.

In sintesi, bilanciare adeguatamente i macronutrienti è fondamentale per chiunque cerchi di migliorare la propria massa muscolare. Un approccio personalizzato, che tenga conto delle specifiche esigenze energetiche e nutritive dell'individuo, insieme a una strategia di allenamento ben pianificata, può fare la differenza nella realizzazione dei propri obiettivi di ipertrofia. Questo capitolo serve da base per comprendere l'importanza dei nutrienti e come ottimizzare il proprio regime alimentare, preparando il terreno per discutere nel dettaglio il timing dei nutrienti e la scelta degli alimenti nei capitoli successivi.

4.2 Timing dei nutrienti: quando e cosa mangiare per la crescita muscolare.

Il concetto di timing dei nutrienti gioca un ruolo cruciale nella nutrizione sportiva, specialmente quando l'obiettivo è l'ipertrofia muscolare. Questa strategia implica non solo cosa mangiare ma anche quando mangiare specifici nutrienti per massimizzare la crescita muscolare, il recupero e la performance. L'efficace timing dei nutrienti può significativamente influenzare l'abilità del corpo di riparare i tessuti muscolari danneggiati dall'esercizio e di facilitare la crescita muscolare.

La finestra anabolica, o il periodo immediatamente dopo l'allenamento, è spesso considerata il momento più critico per l'assunzione di nutrienti. Durante questa finestra, il corpo è particolarmente recettivo all'assorbimento dei nutrienti, rendendo essenziale il consumo di proteine e carboidrati per ottimizzare il recupero muscolare e la ricostituzione del glicogeno. Consumare un pasto o uno spuntino ricco di proteine e carboidrati entro 30-60 minuti dopo l'allenamento può accelerare significativamente la riparazione muscolare e la sintesi proteica. Per esempio, un frullato di proteine con un'aggiunta di carboidrati semplici o un pasto che include carne magra e riso integrale può essere ideale per sfruttare al massimo questa finestra anabolica.

La quantità di proteine consumate in questo periodo è fondamentale. Studi suggeriscono che 20-25 grammi di proteine ad alto valore biologico, contenenti tutti gli aminoacidi essenziali, sono sufficienti per massimizzare la sintesi proteica muscolare in individui adulti. Le fonti di proteine di alta qualità includono il siero di latte, la caseina, le uova, il pollo, il pesce, e per chi segue una dieta vegetale, combinazioni di legumi e cereali integrali possono fornire un profilo completo di aminoacidi essenziali.

Anche il timing dei carboidrati è importante. Dopo l'esercizio, il corpo può riempire più efficientemente le riserve di glicogeno muscolare ed epatico. Un rapporto di carboidrati a proteine di 3:1 o 4:1 è spesso raccomandato per ottimizzare il recupero e preparare il corpo per la prossima sessione di allenamento. Questo non solo supporta il recupero muscolare ma anche aiuta a prevenire l'affaticamento e a migliorare la performance nelle sessioni future.

Oltre alla finestra anabolica post-allenamento, il timing dei nutrienti durante il giorno è altrettanto importante. Distribuire l'assunzione di proteine uniformemente tra i pasti può promuovere una continua sintesi proteica muscolare. Consumare proteine ogni 3-4 ore, insieme a porzioni bilanciate di carboidrati e grassi, può sostenere l'energia, il metabolismo e la crescita muscolare durante tutto il giorno.

La prossima sezione, dedicata ai super alimenti per la massa muscolare, costruirà su questa base, esplorando specifici alimenti e nutrienti che possono ulteriormente ottimizzare il processo di ipertrofia. Combinando le strategie di timing dei nutrienti con scelte alimentari mirate, gli atleti possono creare un ambiente ottimale per la crescita muscolare e il recupero, fondamentali per raggiungere i loro obiettivi di fitness e performance.

4.3 Super alimenti per la massa muscolare.

Nel percorso verso l'ipertrofia muscolare, la scelta degli alimenti giusti è tanto cruciale quanto il timing dei nutrienti. Alcuni alimenti, definiti "super alimenti", offrono benefici eccezionali per la costruzione della massa muscolare grazie al loro ricco profilo nutrizionale. Questi alimenti non solo forniscono i macronutrienti essenziali come proteine e carboidrati ma sono anche ricchi di vitamine, minerali e altri composti bioattivi che supportano il recupero, l'infiammazione e la salute generale. Incorporare questi super alimenti nella dieta può aiutare gli atleti a massimizzare la crescita muscolare e il recupero, creando un regime alimentare potente e bilanciato.

Salmone: Ricco di proteine di alta qualità e acidi grassi omega-3, il salmone è un eccellente super alimento per la crescita muscolare. Gli omega-3 sono noti per i loro effetti antinfiammatori, che possono aiutare a ridurre il tempo di recupero tra gli allenamenti, migliorare la salute delle articolazioni e potenziare la sintesi proteica muscolare.

Petto di pollo: Un classico nella nutrizione sportiva, il petto di pollo è altamente ricco di proteine magre, essenziale per la riparazione e la crescita muscolare. È anche una buona fonte di vitamina B6, importante per la funzione enzimatica che gioca un ruolo nel metabolismo delle proteine.

Uova: Le uova sono un'altra fonte completa di proteine, contenendo tutti i nove aminoacidi essenziali necessari per la crescita muscolare. Inoltre, il tuorlo d'uovo è una ricca fonte di vitamine, minerali e lecitina, contribuendo alla salute complessiva e alla funzione muscolare.

Quinoa: Come fonte di carboidrati complessi, la quinoa è unica perché contiene anche un'alta percentuale di proteine complete, rendendola un'opzione eccellente per la crescita muscolare, specialmente per coloro che seguono una dieta vegetariana o vegana. È anche ricca di ferro e magnesio, due minerali essenziali per il supporto della funzione muscolare e del recupero.

Spinaci: Questa verdura a foglia verde è ricca di ferro, magnesio e vitamina C, nutrienti che supportano la funzione muscolare e il recupero. Gli spinaci contengono anche nitrati, che sono stati mostrati per migliorare la performance fisica aumentando l'efficienza dell'uso dell'ossigeno.

Yogurt greco: Ricco di proteine e probiotici, lo yogurt greco supporta non solo la crescita muscolare ma anche la salute digestiva. La combinazione di carboidrati e proteine lo rende anche un ottimo snack post-allenamento per il recupero muscolare e la ricostituzione del glicogeno.

Frutti di bosco: Mirtilli, lamponi e fragole sono ricchi di antiossidanti, che possono aiutare a combattere lo stress ossidativo e l'infiammazione post-allenamento, accelerando il recupero muscolare e migliorando la salute complessiva.

Includere questi super alimenti nella dieta quotidiana può fornire un supporto nutrizionale completo per la crescita muscolare. Oltre ai loro specifici benefici per la salute, promuovono anche una varietà e un equilibrio alimentare, contribuendo a una dieta globale più sana e sostenibile.

Mentre ci si concentra sui super alimenti per la massa muscolare, è altrettanto importante evitare gli errori comuni nella dieta per l'ipertrofia, tema che verrà esplorato nel prossimo punto. Sarà fondamentale riconoscere e correggere le abitudini alimentari che possono ostacolare la crescita muscolare, come un'inadeguata assunzione di proteine o un eccesso di alimenti trasformati e zuccheri semplici, per ottimizzare ulteriormente i risultati dell'allenamento e della nutrizione.

4.4 Evitare gli errori comuni nella dieta per l'ipertrofia.

Nel percorso verso l'ipertrofia muscolare, è essenziale non solo sapere cosa fare ma anche cosa evitare. Alcuni errori comuni nella dieta possono significativamente ostacolare i progressi nella costruzione della massa muscolare, rallentando o addirittura invertendo i guadagni ottenuti con duro lavoro. Riconoscere e correggere queste abitudini alimentari errate è cruciale per ottimizzare la crescita muscolare e il recupero.

Inadeguata assunzione di proteine: Uno degli errori più comuni è non consumare abbastanza proteine. Le proteine sono fondamentali per la riparazione e la crescita muscolare, e un'assunzione insufficiente può limitare la sintesi proteica muscolare, compromettendo la crescita. Gli atleti dovrebbero mirare a un apporto proteico di circa 1,6-2,2 grammi per chilogrammo di peso corporeo al giorno, distribuiti uniformemente tra i pasti.

Eccesso di cibi trasformati e zuccheri semplici: Sebbene sia importante mantenere un bilancio energetico positivo per l'ipertrofia, affidarsi a cibi trasformati ad alto contenuto calorico e zuccheri semplici per aumentare l'apporto calorico può portare a un aumento del grasso corporeo piuttosto che della massa muscolare. Inoltre, questi alimenti spesso mancano dei nutrienti essenziali necessari per il recupero e la salute generale.

Trascurare i grassi salutari: Molti atleti tendono a concentrarsi esclusivamente sui carboidrati e sulle proteine, trascurando l'importanza dei grassi nella dieta. I grassi, specialmente quelli insaturi provenienti da fonti come l'olio d'oliva, i frutti a guscio, i semi e il pesce, sono vitali per la produzione ormonale e possono aiutare a supportare la crescita muscolare e il recupero.

Mancata idratazione: L'acqua gioca un ruolo cruciale in numerose funzioni corporee, compresa la sintesi proteica muscolare. La disidratazione può non solo compromettere la performance atletica ma anche rallentare il recupero muscolare. Assicurarsi un'adeguata idratazione è semplice ma fondamentale per la crescita muscolare.

Saltare i pasti o una nutrizione irregolare: Mantenere un apporto energetico costante e bilanciato durante il giorno è essenziale per ottimizzare l'ipertrofia muscolare. Saltare i pasti o avere un modello alimentare irregolare può interferire con la sintesi proteica muscolare e con la capacità del corpo di recuperare e crescere.

Non adattare l'apporto calorico all'attività fisica: L'apporto calorico dovrebbe essere adeguato ai livelli di attività fisica. Consumare troppe poche calorie durante periodi di alta attività può impedire la crescita muscolare, mentre consumarne troppe durante periodi di bassa attività può portare ad un aumento del grasso corporeo. È importante bilanciare l'apporto calorico con il dispendio energetico.

Correggere questi errori comuni può avere un impatto significativo sulla capacità di costruire e mantenere la massa muscolare. Integrare le strategie nutrizionali discusse nei punti precedenti con un approccio olistico alla dieta che eviti questi errori può creare un ambiente ottimale per l'ipertrofia.

Nel prossimo punto, esploreremo esempi di piani alimentari per la costruzione muscolare, fornendo un framework pratico per applicare queste strategie nutrizionali. Questi piani non solo aiuteranno a evitare gli errori comuni ma forniranno anche le basi per una dieta equilibrata e sostenibile, cruciale per il successo a lungo termine nella costruzione della massa muscolare.

4.5 Esempi di piani alimentari per la costruzione muscolare.

Dopo aver esplorato come bilanciare i macronutrienti, il timing dei nutrienti, i super alimenti, e come evitare gli errori comuni nella dieta per l'ipertrofia, è essenziale fornire degli esempi pratici che mettano in pratica queste conoscenze. I piani alimentari per la costruzione muscolare devono essere personalizzati in base alle esigenze individuali, al tipo di allenamento e agli obiettivi specifici, ma ci sono alcuni principi fondamentali che possono guidare la creazione di una dieta efficace.

Piano Alimentare di Esempio 1: Per l'Atleta di Forza

Colazione: Frullato proteico realizzato con proteine del siero di latte, 1 banana, 1 manciata di spinaci, 1 cucchiaio di burro di mandorle, e latte di mandorla. Accompagnato da una fetta di pane integrale tostato con avocado.

Spuntino mattutino: Yogurt greco con un mix di frutti di bosco e un pugno di noci.

Pranzo: Petto di pollo grigliato con quinoa e una grande insalata mista condita con olio d'oliva extra vergine e limone.

Spuntino pomeridiano: Bastoncini di carote e cetriolo con hummus per un apporto di proteine e carboidrati a basso indice glicemico.

Cena: Salmone al forno con asparagi e patate dolci. Una fonte eccellente di proteine, grassi omega-3, e carboidrati complessi.

Spuntino serale: Caseina o uno spuntino proteico prima di dormire per supportare la sintesi proteica muscolare durante la notte.

Piano Alimentare di Esempio 2: Per l'Atleta di Endurance

Colazione: Porridge di avena con proteine in polvere mescolate, top con mirtilli e semi di chia per un apporto bilanciato di carboidrati, proteine e grassi.

Spuntino mattutino: Smoothie di frutta con spinaci, proteine del siero di latte, e un cucchiaio di semi di lino.

Pranzo: Insalata di quinoa con fagioli neri, peperoni, mais, avocado, e petto di pollo a cubetti, condita con una vinaigrette al lime e coriandolo.

Spuntino pomeridiano: Fette di mela con burro di arachidi per un mix di carboidrati semplici e grassi salutari.

Cena: Spiedini di tofu o gamberi grigliati con una varietà di verdure colorate e un lato di riso integrale.

Spuntino serale: Una piccola ciotola di cottage cheese con pezzi di pesca, per le proteine a lento rilascio e carboidrati.

Questi piani alimentari dimostrano come integrare vari nutrienti e alimenti in una dieta bilanciata per supportare la costruzione muscolare e il recupero. È importante ricordare che questi sono solo esempi e possono essere adattati in base alle preferenze individuali, alle esigenze nutrizionali e agli obiettivi di fitness.

Incorporare una varietà di alimenti non solo garantisce l'apporto di tutti i nutrienti necessari per la salute e la performance ma aiuta anche a mantenere l'interesse e il piacere nel seguire una dieta a lungo termine. La chiave per una nutrizione efficace per la costruzione muscolare è la consistenza e l'adattabilità, modificando l'apporto nutrizionale in base ai cambiamenti nel programma di allenamento e agli obiettivi di performance.

Il passo successivo, dopo aver sviluppato un piano alimentare solido, è imparare a misurare il progresso e fare Adattamenti, garantendo che la dieta continui a supportare l'evoluzione degli obiettivi di fitness e di costruzione muscolare. Questa transizione fluida tra la pianificazione e l'adattamento nutrizionale è fondamentale per il successo a lungo termine nell'ipertrofia muscolare.

Capitolo 5: Alimentazione per la Riduzione del Grasso Corporeo

5.1 Comprendere il deficit calorico senza sacrificare la massa muscolare.

L'obiettivo principale nella riduzione del grasso corporeo è creare un bilancio calorico negativo, ovvero consumare meno calorie di quante se ne bruciano attraverso l'attività fisica e il metabolismo basale. Questo concetto è fondamentale per atleti e appassionati di fitness che desiderano ottimizzare la loro composizione corporea, migliorando al contempo le prestazioni atletiche. Tuttavia, è essenziale approcciare il deficit calorico con strategia, per evitare una perdita significativa di massa muscolare, che potrebbe compromettere forza, resistenza, e recupero.

Bilanciamento Nutrizionale

Un approccio equilibrato al deficit calorico richiede un'attenta pianificazione del rapporto tra macronutrienti - carboidrati, proteine, e grassi. Le proteine giocano un ruolo critico in questo equilibrio, poiché supportano la sintesi proteica muscolare, un processo chiave per il mantenimento e la crescita della massa muscolare. Per gli atleti che mirano alla riduzione del grasso corporeo, è raccomandato consumare tra 1,6 e 2,2 grammi di proteine per chilogrammo di peso corporeo al giorno, distribuiti equamente nei pasti per massimizzare l'assorbimento e l'utilizzo da parte del corpo.

Timing dei Nutrienti

Il timing dei nutrienti riveste un'importanza cruciale quando si tratta di ridurre il grasso corporeo senza sacrificare la massa muscolare. Consumare una quantità adeguata di proteine e carboidrati prima e dopo gli allenamenti può aiutare a sostenere l'energia durante le sessioni intense e promuovere il recupero e la riparazione muscolare post-allenamento. Questa strategia non solo facilita la perdita di grasso, preservando la massa muscolare, ma ottimizza anche le prestazioni atletiche.

Deficit Calorico Moderato

La chiave per un efficace deficit calorico senza perdere significativamente massa muscolare è la moderazione. Un deficit eccessivo può innescare il corpo a ricorrere alla massa muscolare per l'energia, influenzando negativamente le prestazioni e la salute. Un deficit calorico moderato, dal 10% al 20% meno delle calorie totali necessarie per mantenere il peso, è generalmente considerato sicuro ed efficace per la maggior parte degli atleti. Questo approccio promuove la perdita di grasso, minimizzando il rischio di perdita muscolare e di rallentamento del metabolismo.

Monitoraggio e Adattamento

Il monitoraggio regolare della composizione corporea e delle prestazioni atletiche è vitale durante la fase di riduzione del grasso. Ciò consente di apportare le necessarie modifiche alla dieta e all'allenamento, garantendo che il deficit calorico non comprometta le prestazioni o la salute. L'uso di bilance impedenziometriche, caliper, o DEXA scan può fornire misurazioni accurate della massa grassa e magra, consentendo un adattamento più mirato della dieta e dell'allenamento.

Conclusione

La riduzione del grasso corporeo, mantenendo la massa muscolare, richiede un approccio bilanciato e strategico all'alimentazione e all'allenamento. Creare un deficit calorico attraverso una dieta ben pianificata e un timing dei nutrienti ottimale, insieme a un monitoraggio regolare, può aiutare gli atleti a raggiungere i loro obiettivi di composizione corporea senza sacrificare le prestazioni. Passando al punto 5.2, approfondiremo il ruolo del timing dei pasti e della composizione dei pasti per ottimizzare ulteriormente la perdita di grasso, garantendo che gli atleti possano performare al meglio delle loro capacità.

5.2 Timing dei pasti e composizione per la perdita di grasso.

Il successo nella riduzione del grasso corporeo non si limita solo a quanto e cosa mangiamo, ma anche a quando mangiamo. Il timing dei pasti, insieme alla loro composizione, gioca un ruolo fondamentale nel modulare la risposta ormonale del corpo, influenzando così il metabolismo e l'efficacia con cui bruciamo il grasso. In questo contesto, capire come sincronizzare e comporre i pasti può aiutare gli atleti a massimizzare la perdita di grasso mantenendo al contempo la massa muscolare e ottimizzando le prestazioni.

Importanza del Timing dei Pasti

Il concetto di timing dei pasti si basa sulla crononutrizione, che studia come l'orario dei pasti interagisca con il nostro orologio biologico. Mangiare in sincronia con i ritmi circadiani del corpo può migliorare il metabolismo del glucosio, la gestione del peso e l'efficienza del recupero muscolare. Per gli atleti, ciò significa programmare i pasti principali e gli spuntini intorno agli allenamenti per sfruttare le "finestre metaboliche" in cui il corpo è più recettivo all'assorbimento dei nutrienti.

Composizione dei Pasti per la Perdita di Grasso

La composizione dei pasti è altrettanto cruciale per stimolare la perdita di grasso senza perdere massa muscolare. Un focus su alimenti ricchi di nutrienti, che combinano proteine magre, carboidrati complessi a basso indice glicemico e grassi salutari, può supportare sia la perdita di grasso che il recupero muscolare. Le proteine, in particolare, hanno un effetto termico più alto rispetto ad altri macronutrienti, il che significa che il corpo utilizza più energia per digerirle, offrendo così un vantaggio metabolico nella perdita di peso.

Timing Specifico per la Perdita di Grasso

Per ottimizzare la perdita di grasso, gli atleti dovrebbero puntare a consumare un pasto o uno spuntino ricco di proteine e carboidrati 1-2 ore prima dell'allenamento. Questo assicura che abbiano l'energia necessaria per sostenere l'attività fisica senza appesantirsi. Dopo l'allenamento, è importante consumare un pasto o uno spuntino entro 30-60 minuti per sfruttare la finestra anabolica, un periodo in cui il corpo è particolarmente recettivo alla riparazione muscolare e alla sintesi proteica.

Strategie Pratiche

Colazione: Iniziare la giornata con un pasto bilanciato che includa proteine di alta qualità, grassi salutari e carboidrati complessi per attivare il metabolismo e fornire energia sostenuta.

Prima dell'allenamento: Uno spuntino leggero ricco di carboidrati e proteine per fornire il carburante necessario senza causare pesantezza o disagio durante l'esercizio.

Dopo l'allenamento: Un pasto o uno spuntino che combina proteine e carboidrati per facilitare il recupero muscolare e rimpiazzare le scorte di glicogeno.

Conclusione

Il timing e la composizione dei pasti sono strumenti potenti nella cassetta degli attrezzi di un atleta per la riduzione del grasso corporeo. Adattando l'alimentazione alle esigenze del proprio corpo e alle fasi dell'allenamento, è possibile massimizzare la perdita di grasso mantenendo la massa muscolare e migliorando le prestazioni. Nel prossimo punto, esploreremo come alimenti e strategie specifiche possano accelerare il metabolismo, offrendo un ulteriore vantaggio nella lotta contro il grasso corporeo.

5.3 Alimenti e strategie per accelerare il metabolismo.

Accelerare il metabolismo è un obiettivo chiave per chiunque cerchi di ridurre il grasso corporeo. Un metabolismo più veloce può aumentare il numero di calorie bruciate a riposo e durante l'attività fisica, facilitando la perdita di grasso. La buona notizia per gli atleti e gli appassionati di fitness è che esistono specifici alimenti e strategie dietetiche che possono aiutare a stimolare il metabolismo. Questi metodi non solo supportano la riduzione del grasso corporeo ma contribuiscono anche al mantenimento della massa muscolare e all'ottimizzazione delle prestazioni.

Alimenti che Accelerano il Metabolismo

Proteine magre: Carne, pesce, uova e legumi sono fonti eccellenti di proteine che possono aumentare il tasso metabolico a causa del loro alto effetto termico. Il corpo richiede più energia per digerire, assorbire e processare le proteine rispetto ai carboidrati e ai grassi.

Cibi ricchi di ferro, zinco e selenio: Questi minerali sono cruciali per il funzionamento della tiroide, che regola il metabolismo. Alimenti come carne rossa magra, pollame, frutti di mare, noci e semi possono contribuire a ottimizzare i livelli di questi minerali.

Caffè verde e tè verde: Entrambi contengono sostanze chimiche che possono stimolare il metabolismo. La caffeina nel caffè e l'epigallocatechingallato (EGCG) nel tè verde possono aumentare la quantità di calorie bruciate.

Peperoncino: Il capsaicina, un composto chimico presente nel peperoncino, può aumentare il tasso metabolico e promuovere la sensazione di sazietà, riducendo l'apporto calorico.

Strategie per Accelerare il Metabolismo

Aumentare l'assunzione di proteine: Consumare una quantità adeguata di proteine ad ogni pasto può non solo supportare la riparazione e la crescita muscolare ma anche aumentare il metabolismo per diverse ore dopo il pasto.

Mangiare a intervalli regolari: Distribuire l'assunzione di cibo in pasti più piccoli e frequenti durante il giorno può aiutare a mantenere il metabolismo elevato. Questo approccio può anche evitare picchi eccessivi di zuccheri nel sangue, favorendo una maggiore stabilità energetica.

Allenamento ad alta intensità: L'High-Intensity Interval Training (HIIT) e l'allenamento della forza sono noti per il loro effetto "afterburn", dove il corpo continua a bruciare calorie a un tasso elevato anche dopo l'allenamento.

Sufficiente idratazione: Bere acqua adeguata è essenziale per un metabolismo efficiente. L'acqua fredda, in particolare, può stimolare temporaneamente il metabolismo poiché il corpo utilizza energia per riscaldare l'acqua a temperatura corporea.

Conclusione

Incorporando questi alimenti e strategie nella propria routine quotidiana, gli atleti possono accelerare il loro metabolismo, facilitando così la riduzione del grasso corporeo senza sacrificare la massa muscolare. È importante ricordare che queste tattiche dovrebbero complementare un regime di allenamento ben strutturato e un piano alimentare bilanciato. Nel prossimo punto, esploreremo come misurare e adattare la dieta e l'allenamento in base ai progressi, enfatizzando l'importanza del monitoraggio per ottenere i migliori risultati nella riduzione del grasso corporeo.

5.4 Misurare e adattare: l'importanza del monitoraggio progressi.

Il viaggio verso la riduzione del grasso corporeo e il miglioramento delle performance atletiche è un processo dinamico, che richiede un monitoraggio costante e adeguamenti personalizzati. La capacità di misurare accuratamente i progressi e adattare la dieta e l'allenamento in base ai risultati ottenuti è fondamentale per garantire l'efficacia di qualsiasi piano di riduzione del grasso. Questo approccio consente agli atleti di rimanere sulla giusta strada, ottimizzando i risultati e mantenendo la salute e le prestazioni.

Strumenti di Monitoraggio

Bilance impedenziometriche: Questi dispositivi misurano la composizione corporea, inclusi la percentuale di grasso corporeo e la massa muscolare. Offrono una visione più completa del progresso rispetto alle bilance tradizionali.

Caliper per pliche cutanee: Utilizzati per misurare lo spessore del grasso in diverse parti del corpo, i caliper possono fornire stime della percentuale di grasso corporeo. Questo metodo richiede precisione e consistenza nell'uso.

App e diari alimentari: Tenere traccia dell'assunzione di cibo e dell'attività fisica può aiutare a identificare schemi e aree di miglioramento, consentendo Adattamenti mirati alla dieta e all'allenamento.

Analisi e Adattamento

Misurare i progressi non è solo una questione di valutare i cambiamenti nella composizione corporea, ma anche di analizzare le prestazioni atletiche e il benessere generale. Gli atleti dovrebbero porre attenzione a come si sentono durante gli allenamenti, il livello di energia quotidiano e la qualità del sonno. Qualsiasi segno di stanchezza eccessiva, recupero lento o diminuzione delle prestazioni può indicare la necessità di aggiustare l'apporto calorico o la composizione dei nutrienti.

Adattamenti Basati sui Risultati

Una volta raccolti e analizzati i dati, potrebbe essere necessario fare degli Adattamenti:

Aumentare l'apporto calorico se si nota una perdita di massa muscolare o una diminuzione delle prestazioni, garantendo che le calorie aggiuntive provengano da fonti nutrienti.

Regolare il rapporto dei macronutrienti, aumentando l'assunzione di proteine per supportare la sintesi muscolare, o modificare la quantità di carboidrati e grassi in base all'energia spesa e agli obiettivi di riduzione del grasso.

Variare l'intensità e il tipo di allenamento, incorporando sessioni di forza o HIIT per stimolare ulteriormente il metabolismo e la perdita di grasso.

L'importanza del Feedback Continuo

Il successo a lungo termine nella riduzione del grasso corporeo richiede un impegno verso l'apprendimento continuo e l'adattamento. Gli atleti dovrebbero ricercare il feedback non solo dai loro monitoraggi personali ma anche da professionisti come allenatori e nutrizionisti. Questo approccio collaborativo può offrire nuove prospettive e strategie per superare i plateau e ottimizzare ulteriormente la dieta e l'allenamento.

Conclusione

Misurare i progressi e adattare la dieta e l'allenamento in base ai risultati ottenuti è una strategia fondamentale per chiunque cerchi di ridurre il grasso corporeo e migliorare le prestazioni atletiche. Questo processo richiede pazienza, precisione e la volontà di apportare modifiche in base ai dati raccolti. Nel punto successivo, esamineremo come mantenere una visione a lungo termine della nutrizione e della performance, enfatizzando l'importanza di un approccio bilanciato e sostenibile.

5.5 Esempi di piani alimentari per la riduzione del grasso.

Dopo aver esplorato le strategie per misurare e adattare l'approccio nutrizionale e di allenamento, è essenziale fornire esempi concreti di come questi principi possano essere applicati nella pratica quotidiana. I piani alimentari per la riduzione del grasso corporeo dovrebbero equilibrare l'apporto calorico, i macronutrienti e il timing dei pasti, garantendo al contempo che gli atleti ricevano i nutrienti necessari per il recupero, la performance e il benessere generale. Qui di seguito, vengono presentati due esempi di piani alimentari, uno mirato agli atleti di endurance e l'altro agli atleti di forza, entrambi con l'obiettivo di ridurre il grasso corporeo mantenendo la massa muscolare.

Piano Alimentare per Atleti di Endurance

Colazione: Frullato proteico con latte di mandorla, una manciata di spinaci, mezzo avocado, una banana e un cucchiaio di semi di chia per fornire energia sostenuta e promuovere il recupero muscolare.

Spuntino Pre-Allenamento: Yogurt greco con un pugno di bacche fresche e un cucchiaio di noci tritate per garantire un apporto equilibrato di proteine e carboidrati.

Pranzo: Insalata mista con pollo alla griglia, quinoa, verdure a foglia verde, pomodorini, cetrioli e un dressing a base di olio d'oliva e limone. Questo pasto fornisce un equilibrio di proteine, grassi salutari e carboidrati a basso indice glicemico.

Spuntino Post-Allenamento: Smoothie con proteine in polvere, latte di mandorla, una manciata di frutti rossi e una piccola porzione di avena per favorire il recupero e la riparazione muscolare.

Cena: Salmone al forno con un contorno di asparagi e patate dolci. Il salmone fornisce proteine di alta qualità e omega-3, importanti per il recupero e la salute generale.

Piano Alimentare per Atleti di Forza

Colazione: Omelette con tre uova, spinaci, pomodori e peperoni, servita con una fetta di pane integrale per un apporto bilanciato di proteine e carboidrati.

Spuntino Pre-Allenamento: Barretta proteica e una piccola porzione di frutta secca per fornire energia immediata e sostenere l'allenamento.

Pranzo: Petto di pollo alla griglia con riso integrale e broccoli al vapore. Questo pasto fornisce un eccellente equilibrio di proteine, carboidrati complessi e fibre.

Spuntino Post-Allenamento: Frullato proteico con latte di mandorla, polvere di cacao, burro di arachidi e una banana per aiutare nella ripresa muscolare e fornire energia.

Cena: Bistecca magra con un'insalata di rucola, noci, e fette di pera, condita con aceto balsamico e olio d'oliva, per un pasto ricco di proteine e grassi salutari.

Conclusione

Questi esempi di piani alimentari dimostrano come l'equilibrio tra macronutrienti, la scelta di alimenti nutrienti e il timing dei pasti possano essere adattati per soddisfare le esigenze specifiche degli atleti di endurance e di forza che mirano alla riduzione del grasso corporeo. È fondamentale ricordare che, mentre questi piani servono come guide, l'individualizzazione basata su preferenze personali, tolleranze alimentari e obiettivi specifici è cruciale per il successo a lungo termine. La chiave sta nell'ascoltare il proprio corpo, apportare modifiche quando necessario e consultare professionisti della nutrizione per assistenza personalizzata. Proseguendo nel libro, esploreremo ulteriormente come adattare la nutrizione alle diverse fasi di allenamento, evidenziando l'importanza di un approccio flessibile e informato alla dieta e all'esercizio fisico.

Capitolo 6: Supplementazione e Performance

6.1 Panoramica sui supplementi: quali, quando e perché.

La supplementazione gioca un ruolo cruciale nell'ottimizzazione della performance atletica e nel supporto ai processi di recupero, crescita muscolare e riduzione del grasso corporeo. Tuttavia, navigare nel vasto mare dei supplementi disponibili può essere una sfida. In questo capitolo, ci focalizzeremo sui principi fondamentali della supplementazione, discutendo quali supplementi sono essenziali, quando assumerli e perché possono essere un'aggiunta preziosa alla dieta di un atleta.

La base della supplementazione dovrebbe sempre essere una dieta ben bilanciata e adatta alle esigenze specifiche dello sport praticato. I supplementi non sostituiscono una nutrizione di qualità ma possono offrire quel vantaggio aggiuntivo necessario per migliorare le performance, accelerare il recupero e supportare la salute generale.

Quali supplementi?

I supplementi più comunemente raccomandati agli atleti includono la creatina, le proteine in polvere, gli aminoacidi a catena ramificata (BCAA), gli omega-3, le vitamine e i minerali specifici come il ferro, il magnesio e la vitamina D. Questi prodotti sono studiati per colmare le lacune nutrizionali, migliorare l'energia, la forza, la resistenza e promuovere il recupero muscolare.

La creatina è uno dei supplementi più studiati e si è dimostrata efficace nell'aumentare la forza muscolare e la massa magra, oltre a migliorare la performance in attività ad alta intensità e breve durata. Le proteine in polvere, come il siero di latte o la caseina, supportano la riparazione e la crescita muscolare, particolarmente importanti dopo l'allenamento. I BCAA possono aiutare a ridurre la fatica, accelerare il recupero e diminuire il danno muscolare indotto dall'esercizio.

Quando assumerli?

Il timing dell'assunzione di supplementi può influenzare significativamente la loro efficacia. Ad esempio, la creatina è spesso consumata post-allenamento per sfruttare la finestra anabolica e aumentare l'assorbimento muscolare. Le proteine in polvere sono efficaci sia pre che post-allenamento per supportare la sintesi proteica e il recupero. Gli omega-3, invece, possono essere assunti in qualsiasi momento della giornata, ma è consigliabile distribuirli nei pasti per migliorare l'assorbimento.

Perché sono importanti?

La supplementazione, quando utilizzata correttamente, può offrire numerosi benefici agli atleti. Oltre a migliorare le performance e il recupero, alcuni supplementi possono avere effetti protettivi su articolazioni e tessuti, ridurre l'infiammazione e migliorare la salute cardiovascolare e cerebrale. Inoltre, possono contribuire a prevenire carenze nutrizionali che potrebbero compromettere sia le performance che la salute generale.

In conclusione, la supplementazione dovrebbe essere considerata una componente strategica del piano nutrizionale di un atleta, progettata per supportare e non sostituire una dieta equilibrata. La scelta dei supplementi, il loro timing di assunzione e la dose dovrebbero essere personalizzati in base alle esigenze individuali, al tipo di sport, al livello di attività e agli obiettivi specifici. Consultare un nutrizionista sportivo o un medico prima di iniziare qualsiasi regime di supplementazione è fondamentale per assicurarsi che le scelte siano sicure ed efficaci.

Nel prossimo punto, esploreremo in dettaglio alcuni dei supplementi più popolari ed efficaci, come la creatina, le proteine in polvere e i BCAA, analizzandone i benefici specifici, i dosaggi consigliati e come possono essere integrati efficacemente nella routine alimentare di un atleta per massimizzare la performance e il recupero.

6.2 Creatina, proteine in polvere, BCAA: benefici e dosaggi.

La supplementazione con creatina, proteine in polvere e aminoacidi a catena ramificata (BCAA) rappresenta una strategia nutrizionale fondamentale per atleti che mirano a ottimizzare le loro performance, accelerare il recupero e massimizzare i guadagni di massa muscolare. Questi supplementi, sebbene diversi nella composizione, lavorano in sinergia per supportare le esigenze metaboliche dell'atleta durante e dopo l'allenamento intensivo.

Creatina

La creatina è uno dei supplementi più studiati e apprezzati nel mondo dello sport, noto per la sua capacità di migliorare la forza, la potenza e la performance in esercizi ad alta intensità e breve durata. Agisce aumentando la disponibilità di ATP (adenosina trifosfato), la principale fonte di energia per le contrazioni muscolari, permettendo agli atleti di sostenere sforzi più intensi e prolungati durante l'allenamento.

La dose standard di creatina suggerita è di 5 grammi al giorno, dopo una fase di caricamento iniziale di 20 grammi al giorno (divisi in 4 dosi da

5 grammi) per 5-7 giorni. Questo regime di caricamento può saturare rapidamente i muscoli con creatina, ma non è strettamente necessario per tutti gli atleti. Un'assunzione costante di 5 grammi al giorno senza fase di caricamento porterà comunque a una saturazione muscolare, sebbene in un lasso di tempo più lungo.

Proteine in polvere

Le proteine in polvere, come il siero del latte (whey protein) e la caseina, offrono un modo comodo ed efficiente per aumentare l'assunzione di proteine, essenziali per la riparazione e la crescita muscolare. Il timing dell'assunzione di proteine è cruciale: consumare proteine sia prima che dopo l'allenamento può ottimizzare la sintesi proteica muscolare, un fattore chiave per l'ipertrofia.

La quantità raccomandata di proteine varia in base al peso corporeo e al livello di attività, ma un punto di partenza comune è di 1,6 a 2,2 grammi di proteine per chilogrammo di peso corporeo al giorno, distribuiti in pasti e spuntini per tutto il giorno. Dopo l'allenamento, un apporto di 20-40 grammi di proteine in polvere può supportare efficacemente il recupero e la crescita muscolare.

BCAA

Gli aminoacidi a catena ramificata (leucina, isoleucina e valina) sono essenziali per promuovere la sintesi proteica muscolare e prevenire il catabolismo muscolare, soprattutto durante periodi di allenamento intenso o di dieta ipocalorica. La leucina, in particolare, è nota per essere il più potente stimolatore della sintesi proteica.

L'assunzione raccomandata di BCAA è di 5-10 grammi sia prima che dopo l'allenamento per massimizzare la sintesi proteica e il recupero muscolare. Alcuni atleti scelgono di consumare BCAA anche durante l'allenamento per ridurre la fatica e sostenere l'endurance.

La combinazione di creatina, proteine in polvere e BCAA offre un robusto supporto nutrizionale che può aiutare gli atleti a raggiungere i loro obiettivi di performance, recupero e crescita muscolare. Tuttavia, è fondamentale ricordare che la supplementazione deve essere vista come un complemento a una dieta equilibrata e non come una soluzione indipendente. La qualità dell'alimentazione quotidiana rimane il pilastro su cui costruire ogni strategia nutrizionale orientata alla performance.

Nel punto successivo, esploreremo ulteriormente l'importanza dei supplementi per l'energia e la resistenza, esaminando come questi possono essere integrati nella dieta di un atleta per sostenere le esigenze energetiche durante l'allenamento e le competizioni, creando così un legame diretto con il focus sulle modalità di supplementazione discusse in questo segmento.

6.3 Supplementi per l'energia e la resistenza.

Nel contesto sportivo, mantenere alti livelli di energia e una buona resistenza è fondamentale per ottimizzare la performance atletica. Oltre a una dieta bilanciata e all'idratazione, esistono specifici supplementi progettati per sostenere l'energia e la resistenza degli atleti, contribuendo a migliorare la loro capacità di allenamento e competizione. In questo segmento, discuteremo l'importanza di supplementi come la caffeina, i carboidrati in gel, la beta-alanina e il nitrato, analizzando come possono essere integrati in modo efficace nella routine di un atleta.

Caffeina

La caffeina è uno dei supplementi ergogenici più utilizzati per migliorare la performance sportiva, grazie alla sua capacità di aumentare la vigilanza, ridurre la percezione della fatica e migliorare la concentrazione. Funziona principalmente come uno stimolante del sistema nervoso centrale, aumentando lo stato di allerta e riducendo la sensazione di sforzo durante l'attività fisica, il che può tradursi in miglioramenti significativi nella performance sia in sport di resistenza che in quelli di forza.

La dose ottimale di caffeina varia da individuo a individuo, ma generalmente si aggira intorno ai 3-6 mg per kg di peso corporeo, consumati circa 30-60 minuti prima dell'allenamento o della competizione. È importante notare che l'assunzione eccessiva di caffeina può portare a effetti collaterali come insonnia, nervosismo o palpitazioni; pertanto, è essenziale trovare il giusto equilibrio.

Carboidrati in Gel

I carboidrati sono la principale fonte di energia per esercizi di media e lunga durata. I gel energetici forniscono una fonte concentrata di carboidrati facilmente digeribili, ideale per essere consumata prima o durante l'esercizio prolungato. Questi prodotti aiutano a mantenere stabili i livelli di glucosio nel sangue, ritardare l'esaurimento delle riserve di glicogeno muscolare e prevenire il calo di energia.

Beta-alanina

La beta-alanina è un aminoacido non essenziale che aumenta i livelli di carnosina nei muscoli. La carnosina agisce come un tampone, neutralizzando l'acido lattico prodotto durante l'esercizio ad alta intensità, ritardando così l'insorgenza della fatica muscolare e migliorando la performance in esercizi che vanno dai 60 secondi ai 4 minuti. La dose raccomandata di beta-alanina è di 2-5 grammi al giorno, divisa in dosi multiple per ridurre la possibilità di parestesia, una sensazione di formicolio comune ad alte dosi.

Nitrato

Il nitrato, presente in alimenti come la barbabietola e alcuni tipi di verdure a foglia verde, è noto per migliorare l'efficienza dell'utilizzo dell'ossigeno e aumentare la resistenza. La supplementazione con nitrato può ridurre il consumo di ossigeno durante l'esercizio, migliorando così l'efficienza energetica e permettendo agli atleti di mantenere un'intensità di esercizio più elevata per periodi più lunghi. La dose efficace di nitrato è di circa 6-8 mmol, consumata 2-3 ore prima dell'esercizio.

L'integrazione di questi supplementi nella dieta di un atleta può fornire un supporto significativo per l'energia e la resistenza, consentendo prestazioni ottimali e un recupero più efficace. Tuttavia, è cruciale considerare l'integrazione come parte di un approccio globale alla nutrizione sportiva, che include una dieta equilibrata, un'adeguata idratazione e una gestione strategica del riposo e del recupero.

Nel prossimo punto, ci concentreremo sui supplementi naturali versus quelli sintetici, esplorando i vantaggi e gli svantaggi di entrambi e come gli atleti possono fare scelte informate per massimizzare la sicurezza e l'efficacia della loro strategia di supplementazione, collegandoci ai principi di scelta consapevole discussi in precedenza.

6.4 Supplementi naturali vs sintetici: cosa considerare.

La scelta tra supplementi naturali e sintetici è un tema di crescente interesse nel mondo dello sport, con atleti e professionisti del settore che si interrogano su quale opzione possa offrire i migliori benefici in termini di performance, salute e sicurezza. Questa sezione esamina le differenze chiave tra i due tipi di supplementi, offrendo una guida per gli atleti che desiderano fare scelte informate.

Cosa sono i supplementi naturali e sintetici?

I supplementi naturali sono derivati da fonti alimentari e biologiche. Questi prodotti tendono a essere minimamente processati e mirano a fornire nutrienti nella loro forma più biologicamente disponibile. Esempi includono estratti di erbe, proteine derivanti da fonti alimentari (come il siero del latte), e vitamine estratte da frutta e verdura.

I supplementi sintetici, d'altra parte, sono creati in laboratorio e progettati per replicare la struttura chimica dei nutrienti naturali. Questi possono offrire una maggiore concentrazione di specifici nutrienti, a volte rendendoli più pratici o economici rispetto alle loro controparti naturali.

Vantaggi dei supplementi naturali

Maggiore biodisponibilità: Alcuni nutrienti presenti nei supplementi naturali possono essere più facilmente assorbiti e utilizzati dal corpo, grazie alla presenza di co-fattori ed enzimi naturali che facilitano la loro metabolizzazione.

Minori effetti collaterali: Essendo derivati da fonti alimentari, i supplementi naturali tendono ad essere meglio tollerati, con un minore rischio di effetti collaterali negativi.

Benefici aggiuntivi: Oltre ai nutrienti chiave, i supplementi naturali possono fornire altri composti benefici (come antiossidanti e fitonutrienti) che offrono vantaggi per la salute a tutto tondo.

Vantaggi dei supplementi sintetici

Concentrazione e dosaggio: I supplementi sintetici permettono un controllo preciso del dosaggio e della purezza, essenziale per nutrienti di cui si richiede un'integrazione specifica o elevata.

Costo-efficienza: Spesso, i supplementi sintetici sono più economici da produrre e acquistare rispetto ai loro equivalenti naturali.

Stabilità e conservazione: I supplementi sintetici tendono ad avere una vita più lunga e sono meno soggetti a degradazione nel tempo.

Cosa considerare nella scelta

Obiettivi di integrazione: Valutare se l'obiettivo è l'integrazione di un nutriente specifico, in cui un supplemento sintetico potrebbe essere più appropriato, o il miglioramento generale della salute, per cui potrebbe essere preferibile un'opzione naturale.

Tollerabilità e sensibilità: Considerare le proprie sensibilità o reazioni agli ingredienti. Le persone con sensibilità o allergie possono trovare più sicuri i supplementi naturali.

Qualità e certificazione: Indipendentemente dalla scelta, è fondamentale ricercare prodotti di alta qualità, preferibilmente con certificazioni che ne attestino la purezza e l'assenza di contaminanti.

La decisione tra supplementi naturali e sintetici non dovrebbe basarsi su una visione binaria, ma piuttosto su una valutazione informata delle proprie esigenze specifiche, obiettivi di performance e considerazioni di salute. La consultazione con un professionista della nutrizione o un medico può aiutare a navigare questa scelta complessa, garantendo che la strategia di supplementazione adottata sia sicura, efficace e personalizzata.

Nel punto successivo, esploreremo la guida alla scelta di supplementi sicuri ed efficaci, collegando direttamente l'importanza della qualità, della certificazione e della ricerca nella selezione dei supplementi, sia naturali che sintetici, per assicurare che gli atleti possano ottimizzare la loro nutrizione e performance senza compromettere la salute.

6.5 Guida alla scelta di supplementi sicuri ed efficaci.

La scelta di supplementi sicuri ed efficaci è fondamentale per ottimizzare la performance sportiva, il recupero e la salute generale degli atleti. Con l'ampia gamma di prodotti disponibili sul mercato, diventa essenziale disporre di criteri chiari e affidabili per guidare questa selezione. In questo segmento, forniremo una guida completa per aiutare gli atleti a navigare nel mondo dei supplementi, enfatizzando l'importanza di qualità, certificazione e ricerca scientifica nella scelta di prodotti che siano non solo efficaci ma anche sicuri per il consumo a lungo termine.

Verifica delle Certificazioni e della Qualità

La qualità e la purezza dei supplementi sono di fondamentale importanza per evitare l'assunzione di sostanze nocive o non dichiarate. Gli atleti dovrebbero cercare prodotti che abbiano superato controlli di qualità rigorosi e che siano certificati da organizzazioni indipendenti. Certificazioni come NSF Certified for Sport o Informed Sport garantiscono che il prodotto sia stato testato per sostanze vietate e contaminanti, offrendo una maggiore sicurezza per gli atleti che si sottopongono a test antidoping.

Ricerca Scientifica ed Evidenza di Efficacia

Prima di integrare qualsiasi supplemento nella propria dieta, è cruciale valutare l'evidenza scientifica che ne supporta l'uso. Gli atleti dovrebbero cercare studi peer-reviewed che dimostrino l'efficacia del supplemento per gli obiettivi specifici di performance, recupero o salute. La comprensione della base scientifica dietro un supplemento può aiutare a evitare quelli con promesse infondate o supportate da evidenze deboli.

Considerazione delle Proprie Esigenze Nutrizionali e di Performance

La scelta dei supplementi dovrebbe essere personalizzata in base alle esigenze nutrizionali individuali, agli obiettivi di performance e alle condizioni di salute. Un approccio one-size-fits-all non è adeguato quando si tratta di supplementazione. La consultazione con un nutrizionista sportivo o un medico può fornire approfondimenti preziosi su quali supplementi potrebbero essere più benefici, basandosi su una valutazione completa dello stato di salute, della dieta, dello stile di vita e del regime di allenamento dell'atleta.

Attenzione ai Dosaggi e alle Interazioni

Anche i supplementi sicuri ed efficaci possono diventare rischiosi se assunti in dosi eccessive o se interagiscono negativamente con altri supplementi, farmaci o condizioni mediche. È importante seguire le raccomandazioni di dosaggio basate sull'evidenza e discutere l'uso di qualsiasi supplemento con un professionista sanitario, soprattutto se l'atleta sta già assumendo altri farmaci o ha condizioni mediche preesistenti.

Monitoraggio degli Effetti e Adattamenti

Dopo aver iniziato un nuovo supplemento, gli atleti dovrebbero monitorare attentamente gli effetti sul proprio corpo e sulla performance. Questo include non solo i potenziali benefici, ma anche qualsiasi effetto collaterale o reazione avversa. Il feedback continuo dal proprio corpo e la disponibilità ad adattare o interrompere l'uso di supplementi in base ai risultati ottenuti sono essenziali per mantenere una strategia di supplementazione ottimale e sicura.

Concludendo, la scelta di supplementi sicuri ed efficaci richiede un approccio informato e personalizzato, basato su criteri rigorosi di qualità, certificazione, ricerca scientifica e una profonda comprensione delle proprie esigenze nutrizionali e di performance. Adottando queste linee guida, gli atleti possono migliorare la loro nutrizione e performance sportiva, garantendo al contempo la sicurezza e il benessere a lung termine. Questa guida fornisce una base solida per gli atleti che cercano di navigare nel complesso panorama della supplementazione, assicurando che le loro scelte sostengano i loro obiettivi di salute e performance in modo sicuro ed efficace.

Capitolo 7: Pianificazione dei Pasti per Gli Atleti

7.1 Fondamenti della pianificazione dei pasti: equilibrio e varietà.

La pianificazione dei pasti è un pilastro fondamentale per ogni atleta che ambisca a ottimizzare la propria performance e salute. Questo processo non si limita semplicemente a scegliere gli alimenti giusti, ma richiede un approccio olistico che tenga conto dell'equilibrio nutrizionale e della varietà alimentare. Una pianificazione adeguata assicura che l'atleta riceva tutti i nutrienti necessari per il recupero, la crescita muscolare, e l'energia, supportando così sia l'allenamento quotidiano sia le prestazioni in competizione.

Equilibrio Nutrizionale

L'equilibrio nutrizionale è essenziale per soddisfare le esigenze energetiche e nutritive dell'atleta. Questo concetto si riferisce alla distribuzione ottimale di carboidrati, proteine, e grassi, nonché alla sufficienza di vitamine e minerali. I carboidrati sono la principale fonte di energia e dovrebbero costituire una significativa percentuale dell'apporto calorico giornaliero, specialmente per gli atleti impegnati in sport di endurance. Le proteine sono cruciali per la riparazione e la crescita muscolare, mentre i grassi sani sono importanti per le funzioni cellulari e l'infiammazione.

Per raggiungere questo equilibrio, gli atleti dovrebbero includere una varietà di alimenti nei loro pasti. I carboidrati complessi come quelli trovati nei cereali integrali, la frutta e le verdure dovrebbero essere preferiti ai carboidrati semplici per una rilascio più graduale di energia. Le proteine dovrebbero provenire da fonti magre come il pollo, il pesce, i legumi, e i prodotti lattiero-caseari a basso contenuto di grassi. I grassi sani possono essere trovati in alimenti come l'avocado, i semi, i frutti a guscio, e l'olio d'oliva.

Varietà Alimentare

La varietà alimentare non solo previene la noia nella dieta ma assicura anche che l'atleta riceva un ampio spettro di nutrienti essenziali. Mangiare una vasta gamma di alimenti aiuta a coprire l'intero arco di vitamine, minerali, antiossidanti, e altri fitonutrienti che il corpo necessita per funzionare al meglio. Per esempio, mentre le arance sono note per il loro contenuto di vitamina C, gli spinaci offrono ferro, calcio, e molte altre vitamine essenziali. Integrare alimenti di diversi colori in ogni pasto può essere un metodo semplice per assicurarsi di ottenere una varietà di nutrienti.

Adattamento e Personalizzazione

Importante è l'adattamento della dieta alle specifiche esigenze e obiettivi dell'atleta. Questo significa considerare variabili come l'intensità e il tipo di allenamento, gli obiettivi di performance, il peso e la composizione corporea, nonché eventuali esigenze o restrizioni dietetiche specifiche. Un corridore di maratona, per esempio, avrà esigenze energetiche e nutritive diverse da quelle di un sollevatore di pesi o di un atleta di sport di squadra.

La personalizzazione consente di ottimizzare l'apporto nutrizionale per il recupero, la performance, e il benessere generale. In questo contesto, la pianificazione dei pasti diventa uno strumento dinamico che si adatta alle fasi diverse dell'allenamento, alle esigenze di recupero, e ai cambiamenti negli obiettivi di fitness.

Conclusione

In conclusione, i fondamenti della pianificazione dei pasti per gli atleti si basano sull'equilibrio e la varietà nutrizionale, nonché sulla personalizzazione dell'alimentazione in funzione degli specifici bisogni e obiettivi. Questo approccio garantisce non solo l'ottimizzazione della performance atletica, ma anche il sostegno alla salute e al benessere a lungo termine. Proseguendo con il punto 7.2, esploreremo come adattare la dieta al tipo di sport e all'intensità dell'allenamento, dettagliando strategie alimentari specifiche per diverse discipline sportive.

7.2 Adattare la dieta al tipo di sport e all'intensità dell'allenamento.

La personalizzazione della dieta in base al tipo di sport praticato e all'intensità dell'allenamento è cruciale per massimizzare le performance atletiche e garantire un efficace recupero post-esercizio. Ogni disciplina sportiva presenta infatti esigenze energetiche e nutritive specifiche, influenzate dalla durata, dall'intensità e dalla natura dell'attività fisica. In questo contesto, comprendere come adattare la propria alimentazione può fare la differenza nel raggiungimento degli obiettivi sportivi.

Sport di Endurance vs Sport di Forza

Gli atleti impegnati in sport di endurance, come la corsa, il ciclismo o il nuoto di lunga distanza, hanno un elevato fabbisogno di carboidrati per sostenere livelli prolungati di esercizio e per ottimizzare il recupero del glicogeno muscolare. Per queste discipline, è fondamentale incrementare l'apporto di carboidrati complessi nei giorni precedenti un evento o una sessione di allenamento intensa per massimizzare le scorte energetiche. La distribuzione dei pasti e degli snack durante il giorno dovrebbe favorire una costante disponibilità energetica, con un focus particolare sull'integrazione durante l'attività fisica per prevenire il calo delle performance.

Al contrario, gli sport di forza e potenza, come il sollevamento pesi o il bodybuilding, pongono maggiore enfasi sulle proteine per supportare la riparazione e la crescita muscolare. Sebbene i carboidrati rimangano un componente importante per l'energia, l'apporto proteico deve essere adeguatamente bilanciato per promuovere l'ipertrofia muscolare. Le strategie alimentari possono includere l'assunzione di proteine di alta qualità a intervalli regolari durante il giorno, integrando i pasti con snack proteici per stimolare la sintesi proteica muscolare.

Personalizzazione in Base all'Intensità dell'Allenamento

L'intensità e la frequenza dell'allenamento influenzano significativamente i bisogni energetici e nutritivi. Durante periodi di allenamento ad alta intensità o volumi elevati, l'apporto calorico e di nutrienti deve essere aumentato per sostenere la riparazione muscolare, il recupero e la crescita. In particolare, la finestra post-allenamento rappresenta un momento critico per il recupero nutrizionale, dove un pasto o uno snack equilibrato in carboidrati e proteine può accelerare il ristabilimento delle scorte energetiche e favorire la riparazione dei tessuti.

Allo stesso modo, le fasi di tapering o di recupero richiedono un adeguamento dell'alimentazione per evitare un eccessivo apporto calorico che potrebbe tradursi in un aumento del grasso corporeo. Durante questi periodi, l'attenzione dovrebbe spostarsi su una dieta nutriente, ma meno densa energeticamente, mantenendo alto l'apporto di frutta, verdura, e fonti magre di proteine.

Adattamenti per Sport Specifici

Ogni sport richiede una strategia alimentare ad hoc. Per esempio, gli atleti di sport di squadra, che spesso combinano elementi di endurance e potenza, necessitano di una dieta versatile che sostenga sia la capacità aerobica sia la forza muscolare. L'alimentazione dovrebbe quindi essere modulata in base alla fase di preparazione, considerando sia le esigenze energetiche degli allenamenti sia la necessità di mantenere un'ottimale composizione corporea.

Conclusione

Adattare la dieta al tipo di sport praticato e all'intensità dell'allenamento è essenziale per ottimizzare la performance atletica e il recupero. La personalizzazione dell'alimentazione, tenendo conto delle specificità dell'attività fisica e delle fasi di allenamento, permette agli atleti di sostenere al meglio le richieste fisiche ed energetiche dello sport. Proseguendo, nel punto 7.3, esploreremo come la gestione del tempo e la preparazione dei pasti in anticipo possano facilitare il mantenimento di un'alimentazione equilibrata e mirata, cruciale per gli atleti impegnati in routine di allenamento intense.

7.3 Gestione del tempo e preparazione dei pasti in anticipo.

Per gli atleti, la gestione efficace del tempo è tanto cruciale quanto l'allenamento stesso, soprattutto quando si tratta di nutrizione. La preparazione dei pasti in anticipo emerge come una strategia fondamentale, consentendo di mantenere una dieta bilanciata e mirata anche nelle giornate più impegnative. Questo approccio non solo assicura che gli atleti ricevano tutti i nutrienti necessari per supportare il loro regime di allenamento, ma offre anche una soluzione pratica per evitare scelte alimentari meno ideali dovute alla mancanza di tempo o alle tentazioni dell'ultimo minuto.

Importanza della Preparazione dei Pasti

La preparazione dei pasti in anticipo si rivela un alleato prezioso per ottimizzare l'apporto nutrizionale quotidiano. Pianificare e preparare i pasti per la settimana aiuta a mantenere un controllo rigoroso sulle porzioni, sui macronutrienti e sui micronutrienti, garantendo che la dieta sia perfettamente allineata con gli obiettivi di allenamento e performance. Questo metodo riduce inoltre la dipendenza da pasti fuori casa o da opzioni di ristorazione veloce, spesso meno bilanciate dal punto di vista nutrizionale.

Strategie per la Preparazione dei Pasti

Pianificazione Settimanale: Dedicare un momento della settimana per pianificare i pasti e gli snack. Questo include la selezione delle ricette, la stima delle porzioni necessarie in base all'attività fisica prevista, e la compilazione di una lista della spesa dettagliata. La chiave è la varietà, per assicurare l'apporto di tutti i nutrienti essenziali mantenendo al tempo stesso l'alimentazione interessante e gratificante.

Preparazione in Lotti: Dedicare alcune ore per la preparazione di grandi quantità di cibi base, come cereali integrali, proteine magre, e legumi, che possono essere conservati in frigorifero o congelatore. Questi alimenti possono poi essere rapidamente combinati in varie modalità per creare pasti equilibrati durante la settimana.

Snack Salutari: Preparare in anticipo anche snack salutari e portatili è essenziale, soprattutto per gli atleti in movimento. Frutta fresca, barrette proteiche fatte in casa, yogurt greco e noci sono opzioni pratiche che forniscono energia e nutrienti essenziali tra un pasto e l'altro.

Contenitori per il Pasto: Investire in contenitori per alimenti di qualità, preferibilmente con compartimenti separati, facilita la divisione dei pasti in porzioni controllate e il mantenimento della freschezza degli alimenti. Questo aspetto è fondamentale per trasportare i pasti in modo sicuro e igienico, sia al lavoro sia in palestra.

Benefici della Preparazione dei Pasti

Adottando una strategia di preparazione dei pasti, gli atleti possono notevolmente migliorare la qualità della loro dieta, risparmiare tempo prezioso e ridurre lo stress legato alla nutrizione quotidiana. Inoltre, questa abitudine contribuisce a rafforzare la disciplina alimentare, elemento chiave per il successo sportivo e per il mantenimento di uno stile di vita salutare nel lungo termine.

Conclusione

La gestione del tempo e la preparazione dei pasti in anticipo sono pratiche essenziali che permettono agli atleti di nutrirsi in modo ottimale senza che la frenesia quotidiana comprometta la qualità della loro alimentazione. Proseguendo con il punto 7.4, esploreremo come l'utilizzo di strumenti e app per la pianificazione e il tracciamento dei pasti possa ulteriormente semplificare questo processo, offrendo soluzioni tecnologiche per monitorare l'apporto nutrizionale e adattare la dieta alle esigenze in continua evoluzione dell'atleta.

7.4 Strumenti e app per la pianificazione e il tracciamento dei pasti.

Nell'era digitale, la tecnologia offre soluzioni innovative per supportare gli atleti nella gestione della nutrizione. Strumenti e applicazioni per la pianificazione e il tracciamento dei pasti sono diventati indispensabili per chi cerca di ottimizzare l'apporto nutrizionale, monitorare l'assunzione di macronutrienti e micronutrienti, e mantenere uno stile di vita salutare e performante. Questi strumenti digitali facilitano la pianificazione dei pasti, il calcolo delle calorie, il tracciamento dei progressi e l'adattamento della dieta in base ai cambiamenti nei programmi di allenamento o negli obiettivi di fitness.

Vantaggi dell'Uso di App di Nutrizione

Le app per la nutrizione offrono numerosi vantaggi, tra cui la convenienza di avere un diario alimentare sempre a portata di mano, la capacità di analizzare rapidamente i valori nutrizionali degli alimenti, e la possibilità di accedere a database estesi che contengono le informazioni nutrizionali di migliaia di alimenti, inclusi piatti dei ristoranti e prodotti preconfezionati. Inoltre, molte applicazioni includono funzionalità come la scansione dei codici a barre per aggiungere facilmente prodotti alimentari al diario, consigli per la dieta, e piani alimentari personalizzati.

Selezione dell'App Giusta

Quando si sceglie un app per la pianificazione e il tracciamento dei pasti, è importante considerare le proprie esigenze specifiche. Alcune app sono progettate per atleti di endurance e offrono funzionalità per tracciare carboidrati e idratazione, mentre altre sono più adatte per culturisti o atleti di forza, con un focus su proteine e timing dei nutrienti. Molte app permettono anche di impostare obiettivi personalizzati, come raggiungere un determinato rapporto di macronutrienti, perdere peso o aumentare la massa muscolare, e offrono feedback e suggerimenti per aiutare a raggiungere questi obiettivi.

Integrazione con Altri Strumenti

Un altro aspetto cruciale è l'integrazione dell'app di nutrizione con altri strumenti digitali, come app per l'allenamento, smartwatch e fitness tracker. Questa sinergia permette di avere una visione olistica del proprio stile di vita, combinando dati sull'attività fisica, il sonno, l'apporto idrico e la nutrizione per fornire un quadro completo della propria salute e del proprio benessere. Alcune app offrono analisi dettagliate che possono aiutare a identificare pattern o abitudini alimentari che influenzano la performance e il recupero.

Personalizzazione e Feedback

Le funzionalità di personalizzazione sono fondamentali per adattare l'app alle esigenze individuali. Questo include la possibilità di impostare promemoria per i pasti o l'idratazione, ricevere suggerimenti per ricette basate sui propri obiettivi nutrizionali, e accedere a report e analisi dei progressi. Il feedback costante fornito dall'app può motivare l'atleta a mantenere o adeguare la propria dieta per ottimizzare le performance.

Conclusione

L'adozione di strumenti e app per la pianificazione e il tracciamento dei pasti rappresenta un passo avanti significativo nell'ottimizzazione della nutrizione sportiva. Offrendo una gestione efficace dell'alimentazione quotidiana, questi strumenti digitali possono contribuire a migliorare le performance atletiche, facilitare il recupero e promuovere uno stile di vita sano e bilanciato. Nel prossimo punto, 7.5, esploreremo le considerazioni speciali per diete specifiche, come quelle vegetariane o senza glutine, sottolineando l'importanza di adattare la pianificazione dei pasti e l'uso di strumenti di tracciamento per soddisfare le esigenze nutrizionali uniche di ogni atleta.

7.5 Considerazioni speciali: diete vegetariane, senza glutine, ecc.

Nell'ambito della nutrizione sportiva, è fondamentale riconoscere e adattare le strategie alimentari per accomodare le diverse esigenze e preferenze dietetiche. Di seguito, esploreremo le considerazioni speciali per le diete vegetariane, senza glutine e altre restrizioni alimentari, evidenziando come queste possono essere integrate in un regime alimentare ottimale per atleti, senza compromettere la performance o il recupero.

Dieta Vegetariana e Vegana

Per gli atleti che seguono una dieta vegetariana o vegana, è cruciale garantire un'adeguata assunzione di proteine, vitamine e minerali che sono comunemente trovati in abbondanza negli alimenti di origine animale. Le proteine possono essere ottenute da fonti vegetali come legumi, tofu, seitan, tempeh, edamame e quinoa. È importante includere una varietà di queste fonti proteiche per assicurare un apporto completo di aminoacidi essenziali.

La vitamina B12, presente principalmente in alimenti di origine animale, può richiedere una supplementazione, così come gli acidi grassi omega-3, che sono vitali per la salute cardiovascolare, cerebrale e per la riduzione dell'infiammazione. Fonti vegetali di omega-3 includono semi di lino, semi di chia e olio di canola. Il ferro, che è meno biodisponibile nelle fonti vegetali, può essere ottimizzato consumando alimenti ricchi di vitamina C, che aumentano l'assorbimento del ferro non-eme.

Dieta Senza Glutine

Gli atleti con celiachia o sensibilità al glutine devono evitare il glutine, proteina presente in grano, orzo e segale. La sfida principale è sostituire i cereali contenenti glutine con alternative senza glutine, come riso, quinoa, amaranto, grano saraceno e mais, assicurando così un'adeguata assunzione di carboidrati per l'energia. È anche importante leggere attentamente le etichette degli alimenti per evitare il glutine nascosto in prodotti trasformati e condimenti.

Altre Restrizioni Alimentari

Per le diete che escludono specifici gruppi alimentari o ingredienti, come quelle senza latticini o a basso FODMAP, la pianificazione diventa essenziale per prevenire carenze nutrizionali. Ad esempio, gli atleti che evitano i latticini dovrebbero cercare fonti alternative di calcio e vitamina D, come latte fortificato di mandorle o soia, verdure a foglia verde e pesci grassi. Per coloro che seguono una dieta a basso FODMAP per gestire disturbi gastrointestinali, è importante lavorare con un nutrizionista per garantire un apporto nutrizionale equilibrato mentre si evitano alimenti che causano sintomi.

Integrazione della Pianificazione dei Pasti e Uso di Strumenti di Tracciamento

Per gli atleti con esigenze dietetiche speciali, la pianificazione dei pasti e l'uso di strumenti di tracciamento diventano ancora più importanti. Questi strumenti possono aiutare a monitorare l'apporto di nutrienti essenziali, identificare eventuali lacune nella dieta e assicurare che le esigenze energetiche e nutritive siano soddisfatte. Integrare le restrizioni dietetiche in un regime alimentare bilanciato richiede attenzione e impegno, ma con le risorse e le strategie giuste, è possibile supportare pienamente la salute, il benessere e le prestazioni atletiche.

In conclusione, le considerazioni speciali per diete vegetariane, senza glutine e altre restrizioni alimentari sottolineano l'importanza di un approccio personalizzato e informato alla nutrizione sportiva. Affrontare queste sfide con una pianificazione adeguata e l'utilizzo di strumenti di tracciamento può aiutare gli atleti a raggiungere i loro obiettivi di performance mantenendo una dieta sana e bilanciata, indipendentemente dalle loro esigenze dietetiche specifiche.

Capitolo 8: Ricette e Suggerimenti per la Preparazione dei Pasti

8.1 Ricette per colazione ad alto contenuto proteico.

La colazione è spesso definita come il pasto più importante della giornata, e questo concetto assume un significato ancora maggiore per gli atleti e coloro che conducono uno stile di vita attivo. Iniziare la giornata con una colazione ricca di proteine può fornire l'energia necessaria per affrontare le sessioni di allenamento e favorire la riparazione e la crescita muscolare. In questo capitolo, esploreremo diverse ricette ad alto contenuto proteico ideali per la colazione, progettate per ottimizzare la tua performance atletica e mantenerti sazio fino al pasto successivo.

1. Frittata di verdure e quinoa

La frittata di verdure con quinoa è un'opzione colazione ricca di proteine e nutrienti, grazie all'aggiunta di verdure fresche e quinoa, un cereale ad alto contenuto proteico. Per prepararla, sbatti insieme 4 uova intere e 4 albumi, aggiungi una tazza di quinoa cotta, spinaci tritati, pomodori a cubetti, peperoni e un pizzico di sale e pepe. Cuoci in una padella antiaderente fino a che l'impasto non si solidifica e i bordi iniziano a dorarsi. Questa frittata può essere personalizzata con le tue verdure preferite e offre un eccellente equilibrio di macronutrienti per iniziare la giornata.

2. Pancake proteici

I pancake proteici sono un modo delizioso per incorporare più proteine nella tua colazione. Mescola 1 tazza di farina d'avena, 2 scoop di proteine in polvere al gusto di vaniglia, 1 banana schiacciata, 2 uova, 1/2 tazza di latte di mandorla e un cucchiaino di lievito in polvere per creare l'impasto. Cuoci su una padella antiaderente calda fino a quando non saranno dorati da entrambi i lati. Servi con sciroppo d'acero a basso contenuto di zucchero o frutta fresca per aggiungere dolcezza naturale e ulteriori nutrienti.

3. Smoothie bowl proteico ai frutti di bosco

Gli smoothie bowl sono un'ottima opzione per una colazione veloce, nutriente e ricca di proteine. Frulla insieme 1 tazza di frutti di bosco congelati, 1 banana, 1 scoop di proteine in polvere al gusto di vaniglia, e 1/2 tazza di latte di cocco fino ad ottenere un composto omogeneo. Versa lo smoothie in una ciotola e aggiungi come topping semi di chia, granola, cocco tritato e frutta fresca per una croccantezza aggiuntiva e un apporto di fibre. Questo smoothie bowl è non solo delizioso ma anche pieno di antiossidanti grazie ai frutti di bosco.

4. Toast all'avocado e uovo in camicia

Per una colazione semplice ma estremamente nutriente, prova il toast all'avocado con uovo in camicia. Spalma l'avocado maturo su una fetta di pane integrale tostato e aggiungi sopra un uovo in camicia per una dose extra di proteine. Condisci con sale, pepe e un pizzico di peperoncino in fiocchi per un tocco di sapore. Questa colazione è ricca di grassi salutari, proteine e carboidrati complessi, fornendo energia duratura e benefici per la salute del cuore.

Queste ricette sono state progettate per aiutarti a iniziare la giornata con il piede giusto, offrendo l'energia e i nutrienti necessari per supportare il tuo allenamento e la tua giornata. Ogni ricetta può essere personalizzata secondo le tue preferenze personali e i requisiti dietetici, rendendole perfette per atleti di tutti i livelli. Nel capitolo successivo, esploreremo pranzi e cene che equilibrano carboidrati complessi e proteine magre, fornendo ulteriori idee per sostenere la tua performance atletica e i tuoi obiettivi di salute.

8.2 Pranzi e cene: equilibrare carboidrati complessi e proteine magre.

Per gli atleti e coloro che seguono uno stile di vita attivo, la scelta di pranzi e cene che bilanciano correttamente carboidrati complessi e proteine magre è fondamentale per mantenere un'ottima performance e accelerare il recupero muscolare. Questi pasti non solo forniscono l'energia necessaria per le attività quotidiane e le sessioni di allenamento ma contribuiscono anche alla riparazione e alla crescita dei tessuti muscolari. In questo capitolo, condivideremo ricette appositamente selezionate per massimizzare i benefici nutrizionali, mantenendo al contempo sapori deliziosi e soddisfacenti.

1. Bowl di quinoa e pollo alla griglia

Un piatto equilibrato che combina carboidrati complessi, proteine magre e grassi salutari è il bowl di quinoa e pollo alla griglia. Cuoci 1 tazza di quinoa secondo le istruzioni del pacchetto e mettila da parte. Griglia il petto di pollo condito con erbe aromatiche fino a cottura completa e taglialo a strisce. Aggiungi alla quinoa verdure grigliate come peperoni, zucchine e cipolle rosse per un apporto aggiuntivo di fibre e micronutrienti. Condisci il tutto con una vinaigrette di limone e olio extravergine di oliva per esaltare i sapori.

2. Salmone al forno con patate dolci e asparagi

Il salmone è una fonte eccellente di proteine e omega-3, che supportano la salute del cuore e la funzione cerebrale. Accompagna il salmone al forno con patate dolci arrosto e asparagi al vapore per un pasto ricco di carboidrati complessi, fibre e antiossidanti. Marinare il salmone con aglio, miele e senape di Digione prima di cuocerlo nel forno preriscaldato rende questo piatto irresistibilmente saporito e nutriente.

3. Chili vegetariano con fagioli e lenticchie

Per gli atleti che seguono una dieta vegetariana o cercano alternative alle proteine animali, un chili ricco di fagioli e lenticchie offre una potente combinazione di proteine vegetali, fibre e carboidrati complessi. In una grande pentola, cuoci insieme pomodori tritati, fagioli neri, fagioli rossi, lenticchie, mais, cipolle e peperoni con una miscela di spezie chili per un pasto riscaldante e nutriente. Servi con una spolverata di formaggio cheddar grattugiato e un cucchiaio di yogurt greco per aggiungere cremosità e proteine extra.

4. Insalata di farro con tacchino e verdure croccanti

L'insalata di farro è una scelta eccellente per un pranzo leggero ma sostanzioso. Il farro, un antico grano ricco di fibra, viene abbinato a tacchino arrosto a dadini, spinaci freschi, pomodorini, cetrioli e avocado per un pasto ricco di nutrienti. Un dressing a base di limone, olio extravergine di oliva ed erbe fresche lega insieme tutti i sapori. Questa insalata è perfetta per chi cerca un'opzione nutriente che supporti l'energia sostenuta e la sazietà.

Queste ricette sono progettate per fornire l'equilibrio ottimale di macronutrienti necessari per sostenere la performance atletica, il recupero muscolare e la salute generale. Sperimentare con diversi ingredienti e tecniche di cottura non solo aggiunge varietà alla tua dieta ma ti consente anche di scoprire nuovi sapori e texture che rendono l'alimentazione sportiva sia piacevole che efficace. Nel prossimo capitolo, esploreremo spuntini pre e post allenamento che massimizzano la performance e il recupero, offrendo ulteriori strategie per integrare la tua alimentazione sportiva con scelte alimentari intelligenti e deliziose.

8.3 Spuntini pre e post allenamento per massimizzare la performance e il recupero.

Gli spuntini pre e post allenamento sono cruciali per gli atleti, poiché forniscono il carburante necessario per ottimizzare la performance e accelerare il processo di recupero muscolare. Scegliere gli alimenti giusti in questi momenti può fare la differenza nella tua routine di allenamento e nei risultati ottenuti. In questo capitolo, esploreremo opzioni di spuntini che non solo soddisfano queste esigenze nutrizionali ma sono anche pratici e deliziosi.

Spuntini Pre-Allenamento

Lo scopo principale degli spuntini preallenamento è fornire energia sostenibile per supportare l'intensità dell'esercizio. Questi spuntini dovrebbero essere ricchi di carboidrati complessi e contenere una moderata quantità di proteine per prevenire la fame durante l'allenamento.

Toast con burro di arachidi e banana: Una fetta di pane integrale tostato con burro di arachidi e fette di banana fornisce una combinazione perfetta di carboidrati complessi e semplici per un'energia rapida e sostenuta. Il burro di arachidi aggiunge proteine e grassi salutari che aiutano a mantenere stabili i livelli di energia.

Yogurt greco e frutti di bosco: Lo yogurt greco è una fonte eccellente di proteine, mentre i frutti di bosco offrono carboidrati naturali e antiossidanti. Questo spuntino non solo fornisce energia ma aiuta anche a combattere lo stress ossidativo prodotto dall'esercizio fisico.

Frullato di proteine e frutta: Un frullato preparato con proteine in polvere, una banana, e un po' di latte di mandorla o acqua è un'opzione veloce e facilmente digeribile. Questo spuntino fornisce sia carboidrati che proteine per energizzare l'allenamento senza appesantire lo stomaco.

Spuntini Post-Allenamento

Dopo l'allenamento, lo scopo degli spuntini è supportare il recupero muscolare, reintegrare le scorte di glicogeno e ridurre l'infiammazione. Questi spuntini dovrebbero quindi essere ricchi di proteine e contenere una buona quantità di carboidrati.

Smoothie proteico con spinaci, banana e burro di mandorle: Questo frullato combina proteine, grassi salutari e carboidrati, oltre a micronutrienti essenziali dagli spinaci. È l'ideale per favorire la riparazione muscolare e rinfrescare il corpo dopo l'esercizio.

Wrap di tacchino e avocado: Un wrap integrale con fette di tacchino magro, avocado e verdure fresche fornisce una solida dose di proteine, grassi monoinsaturi e fibra. Questo pasto bilanciato aiuta a saziare, riparare i muscoli e ripristinare l'energia.

Cottage cheese e ananas: Il cottage cheese è ricco di caseina, una proteina a lento rilascio, che fornisce una sostenuta sintesi proteica muscolare post-allenamento. L'ananas aggiunge un tocco dolce, oltre a bromelina, un enzima che può aiutare a ridurre l'infiammazione muscolare.

Questi spuntini sono progettati per integrarsi perfettamente con una dieta focalizzata sulla performance atletica, assicurando che il tuo corpo riceva il nutrimento necessario nei momenti più critici del tuo regime di allenamento. Nel prossimo capitolo, esploreremo ricette veloci per atleti con poco tempo, offrendo soluzioni pratiche per mantenere una nutrizione ottimale anche durante le giornate più impegnative.

8.4 Ricette veloci per atleti con poco tempo.

Nel mondo frenetico di oggi, trovare il tempo per preparare pasti nutrienti può essere una sfida, soprattutto per gli atleti e gli appassionati di fitness che cercano di bilanciare allenamenti intensi, lavoro, e vita sociale. Tuttavia, mantenere una dieta equilibrata e nutriente è fondamentale per ottimizzare la performance atletica e il recupero. In questo capitolo, presentiamo ricette veloci e pratiche che si adattano perfettamente a uno stile di vita impegnativo, garantendo che tu possa nutrire il tuo corpo con tutto ciò di cui ha bisogno in pochissimo tempo.

1. Insalata di quinoa con pollo e verdure

Questa insalata è un'ottima opzione per un pasto completo, ricco di proteine, carboidrati complessi e vitamine. Cuoci una grande quantità di quinoa all'inizio della settimana e conservala in frigorifero. Quando sei pronto per mangiare, mescola una porzione di quinoa con petto di pollo a dadini (puoi usare anche il pollo avanzato o acquistato già cotto), verdure miste (come pomodori, cetrioli, e peperoni), e un pugno di foglie di spinaci o rucola. Condisci con olio extravergine di oliva, succo di limone, sale e pepe.

Questa insalata può essere preparata in meno di 5 minuti se hai gli ingredienti pronti.

2. Uova strapazzate con verdure

Le uova sono una fonte eccellente di proteine e possono essere cucinate in numerosi modi in pochi minuti. Per una colazione o un pasto veloce, riscalda un po' di olio in una padella, aggiungi le tue verdure preferite tagliate a pezzetti (come spinaci, pomodori, e funghi), e cuoci per un paio di minuti. Aggiungi le uova sbattute e cuoci fino a quando non sono ben cotte, mescolando frequentemente. Servi con una fetta di pane integrale per un pasto equilibrato e soddisfacente.

3. Frullato proteico verde

I frullati sono un'opzione veloce e facile per incorporare una varietà di nutrienti in un singolo pasto. Per un frullato proteico che supporta la riparazione muscolare e l'energia, combina in un frullatore una manciata di spinaci freschi, una banana, un cucchiaio di burro di mandorle, una porzione di proteine in polvere di alta qualità, e latte di mandorla o un altro liquido a tua scelta. Frulla fino ad ottenere una consistenza liscia e cremosa. Questo frullato può essere preparato in meno di 5 minuti e consumato in viaggio.

4. Avocado toast con uovo in camicia

Per un pasto ricco di nutrienti che richiede pochissimo tempo, tosta una fetta di pane integrale e spalmaci sopra mezzo avocado schiacciato. Prepara un uovo in camicia (ci sono molti metodi rapidi disponibili online) e adagialo sull'avocado. Condire con sale, pepe, e peperoncino in fiocchi per un extra di sapore. Questo pasto combina carboidrati complessi, grassi salutari e proteine, rendendolo ideale per iniziare la giornata o come spuntino ricostituente post-allenamento.

Queste ricette sono state pensate per adattarsi a uno stile di vita occupato senza compromettere la qualità e il valore nutrizionale dei pasti. Ricordati che la pianificazione e la preparazione sono le chiavi per mantenere una dieta sana ed equilibrata, anche quando il tempo è limitato. Nel prossimo capitolo, ci concentreremo su come conservare e riutilizzare i pasti, offrendo trucchi e consigli per ottimizzare ulteriormente il tuo tempo e assicurarti che la nutrizione sia sempre una priorità.

8.5 Conservazione e riutilizzo dei pasti: trucchi e consigli.

La gestione efficiente del tempo e delle risorse è cruciale per atleti e individui attivi che cercano di mantenere una dieta nutriente e bilanciata pur avendo impegni quotidiani. La conservazione e il riutilizzo dei pasti non solo risparmiano tempo ma garantiscono anche che tu abbia sempre a disposizione opzioni salutari. Questo capitolo offre strategie pratiche per preparare, conservare e riutilizzare i pasti in modo da poter mantenere facilmente una nutrizione ottimale durante tutta la settimana.

Preparazione e conservazione dei pasti

Pianifica in anticipo: Dedicare alcune ore durante il fine settimana alla pianificazione e preparazione dei pasti può fare una grande differenza. Scegli ricette che si conservano bene in frigorifero o freezer e che possono essere facilmente riscaldate o assemblate.

Porziona i pasti: Utilizza contenitori per alimenti di dimensioni appropriate per dividere i pasti in porzioni singole. Questo non solo aiuta a controllare le dimensioni delle porzioni ma rende anche più semplice afferrare un pasto equilibrato quando sei di fretta.

Etichetta i contenitori: Etichettare i contenitori con il nome del piatto e la data di preparazione aiuta a tenere traccia di ciò che hai in frigorifero o freezer e garantisce che utilizzi i pasti nell'ordine giusto, evitando sprechi.

Riutilizzo dei pasti

Trasforma gli avanzi: Sii creativo con gli avanzi. Un petto di pollo grigliato avanzato può essere aggiunto a un'insalata, trasformato in un wrap o servito su una base di quinoa fresca. Le verdure cotte possono essere mescolate in una frittata o in una zuppa.

Rivitalizza con condimenti: A volte, tutto ciò che serve per rivitalizzare un pasto è un nuovo condimento. Prova ad aggiungere salse fresche, erbe aromatiche o spezie per dare nuova vita agli avanzi.

Mangia in modo intelligente: Alcuni pasti sono migliori il giorno dopo, come le zuppe e gli stufati, che permettono ai sapori di amalgamarsi ulteriormente. Pianifica di consumare questi piatti nei giorni successivi alla loro preparazione per una migliore esperienza gustativa.

Consigli per una conservazione sicura

Raffredda rapidamente: Per garantire la sicurezza alimentare, è importante raffreddare rapidamente gli avanzi prima di metterli in frigorifero o freezer. Distribuire il cibo in contenitori piatti può accelerare il processo di raffreddamento.

Rispetta i tempi di conservazione: Conosci i limiti di tempo per la conservazione sicura degli alimenti in frigorifero e freezer e attieniti ad essi per evitare il rischio di intossicazioni alimentari.

Riscaldamento adeguato: Quando riscaldi i pasti conservati, assicurati di portarli a una temperatura interna sicura per eliminare eventuali batteri nocivi. Utilizza un termometro per alimenti per verificare.

Implementando questi trucchi e consigli nella tua routine alimentare, puoi massimizzare l'efficienza della tua dieta, assicurandoti che nutrimento, convenienza e gusto vanno di pari passo. Questo approccio alla preparazione dei pasti non solo ti aiuta a mantenere una nutrizione equilibrata ma ti permette anche di dedicare più tempo a ciò che ami, compreso l'allenamento e il raggiungimento dei tuoi obiettivi atletici. Nel prossimo capitolo, esploreremo come adattare la nutrizione alle fasi di allenamento, offrendo ulteriori strategie per supportare la tua performance atletica attraverso l'alimentazione.

Capitolo 9: Adattare la Nutrizione alle Fasi di Allenamento

9.1 Nutrizione prestagione: costruire una base per la performance.

La fase prestagione rappresenta un periodo cruciale per gli atleti, in cui la preparazione fisica e mentale si intreccia strettamente con la strategia nutrizionale. In questo momento, l'obiettivo principale è costruire una solida base atletica che sosterrà l'individuo attraverso le sfide della stagione imminente. La nutrizione gioca un ruolo chiave in questo processo, influenzando direttamente la capacità dell'atleta di aumentare la massa muscolare, migliorare la resistenza e ottimizzare il recupero.

Per raggiungere questi obiettivi, è fondamentale adottare un approccio olistico che consideri non solo la quantità, ma anche la qualità dell'apporto nutrizionale. La dieta prestagione dovrebbe enfatizzare un equilibrio tra macronutrienti - carboidrati, proteine e grassi - che supporti sia l'intenso allenamento che i processi di recupero e rigenerazione.

Carboidrati: Durante la prestagione, i carboidrati sono il combustibile primario per gli allenamenti ad alta intensità. Una dieta ricca di carboidrati complessi provenienti da cereali integrali, frutta, verdura e legumi fornisce l'energia necessaria per sostenere livelli elevati di attività fisica, favorendo al contempo il recupero muscolare. L'apporto di carboidrati dovrebbe essere proporzionale all'intensità e alla durata dell'allenamento per ottimizzare le riserve di glicogeno muscolare ed epatico.

Proteine: Le proteine sono essenziali per la riparazione e la crescita muscolare. Durante la prestagione, quando l'obiettivo è spesso l'ipertrofia muscolare, è particolarmente importante assicurarsi che la dieta includa quantità adeguate di proteine di alta qualità. Fonti come carni magre, pesce, uova, latticini, e per chi segue un regime vegetale, legumi e prodotti a base di soia, dovrebbero essere distribuite equamente durante la giornata per massimizzare la sintesi proteica muscolare.

Grassi: I grassi sani, in particolare quelli ricchi di acidi grassi omega-3, giocano un ruolo importante nella riduzione dell'infiammazione e nel sostegno alla salute generale. Fonti come olio d'oliva, frutta secca, semi e pesci grassi dovrebbero essere integrate nella dieta per supportare il recupero e la funzione immunitaria.

Idratazione: L'idratazione è un altro pilastro della preparazione prestagione. Mantenere un adeguato stato di idratazione è fondamentale per la performance atletica, il recupero e la prevenzione degli infortuni. Gli atleti dovrebbero puntare a bere regolarmente durante il giorno, adattando l'apporto di liquidi in base all'intensità dell'allenamento e alle condizioni ambientali.

L'adeguamento della dieta in questa fase dovrebbe anche prendere in considerazione l'incremento graduale dell'intensità e del volume dell'allenamento, evitando drastiche fluttuazioni nel peso corporeo che possono influenzare negativamente la performance. L'approccio ideale consiste nel monitorare regolarmente la composizione corporea e apportare modifiche mirate alla dieta in base ai feedback del corpo e agli obiettivi specifici dell'atleta.

In sintesi, la nutrizione prestagione è un aspetto fondamentale della preparazione atletica che richiede attenzione, pianificazione e adattamento. Integrando strategicamente carboidrati, proteine, grassi e un'adeguata idratazione, gli atleti possono stabilire una solida base nutrizionale che li sosterrà attraverso le successive fasi di allenamento e competizione. Il passaggio al punto 9.2 vedrà questi principi nutrizionali adattati e applicati specificamente al contesto della stagione agonistica, dove il mantenimento della performance e il recupero diventano prioritari.

9.2 Nutrizione in stagione: sostegno alla performance e al recupero.

Durante la stagione agonistica, la priorità di ogni atleta si sposta sull'ottimizzazione della performance e sul massimizzazione del recupero tra gli eventi o le competizioni. In questa fase, una strategia nutrizionale ben pianificata diventa cruciale per sostenere gli elevati carichi di lavoro e per garantire che l'atleta possa esprimere il massimo del proprio potenziale quando conta di più. La nutrizione in stagione richiede un approccio dinamico e flessibile, adattato alle specifiche esigenze e al calendario di gara dell'atleta.

Ottimizzazione dell'Energia: La disponibilità energetica è fondamentale per mantenere livelli ottimali di performance. Gli atleti devono assicurarsi di consumare adeguate quantità di carboidrati per sostenere gli allenamenti intensi e le competizioni. Tuttavia, a differenza della prestagione, dove l'accento può essere posto sull'accumulo delle riserve energetiche, in stagione l'attenzione si sposta sull'ottimizzazione del timing dell'assunzione di carboidrati. Consumare carboidrati ad alto indice glicemico immediatamente prima e dopo l'allenamento o la competizione può aiutare a massimizzare le riserve di glicogeno e accelerare i processi di recupero.

Proteine e Recupero: L'importanza delle proteine persiste in questa fase, con un'enfasi particolare sul supporto al recupero muscolare. La distribuzione equilibrata dell'assunzione di proteine durante il giorno, con particolare attenzione ai periodi post-allenamento, può facilitare la riparazione dei tessuti muscolari danneggiati e promuovere l'adattamento muscolare. Integrare proteine di alta qualità in ogni pasto e snack aiuta a garantire che l'organismo riceva gli aminoacidi necessari per il recupero e la crescita muscolare.

Gestione dell'Idratazione: L'attenzione all'idratazione rimane di vitale importanza, con strategie specifiche per mantenere l'equilibrio idroelettrolitico, soprattutto durante le competizioni in condizioni di caldo intenso o umidità elevata. L'uso di bevande sportive arricchite con elettroliti può essere particolarmente utile in queste circostanze per compensare la perdita di sali minerali attraverso il sudore e prevenire cali di performance dovuti alla disidratazione.

Adattamento al Calendario di Gara: La nutrizione deve essere adattata non solo alle esigenze fisiologiche dell'atleta, ma anche al suo calendario di competizioni. Periodi con una sequenza ravvicinata di eventi richiederanno un'enfasi maggiore sul recupero rapido, con un focus sull'assunzione di carboidrati e proteine post-gara e strategie di reidratazione efficaci. Durante i periodi di allenamento più leggero o di pausa tra gli eventi, l'atleta può necessitare di un apporto calorico leggermente ridotto, evitando però riduzioni drastiche che potrebbero compromettere la capacità di recupero e la performance futura.

Alimentazione Funzionale e Supplementazione: Questa fase può beneficiare anche dell'integrazione di alimenti funzionali e supplementi mirati a supportare il recupero, come la creatina, gli aminoacidi a catena ramificata (BCAA), e antiossidanti naturali presenti in frutta e verdura, che possono contribuire alla riduzione dell'infiammazione e al miglioramento della capacità di recupero.

Concludendo, la nutrizione in stagione richiede un'attenta pianificazione e un'adeguata attenzione alle dinamiche di allenamento e competizione. L'obiettivo è mantenere l'atleta in uno stato di performance ottimale, garantendo al contempo che il recupero tra le sessioni e le gare sia rapido ed efficace. Il passaggio al punto 9.3 approfondirà come la nutrizione debba essere ulteriormente adattata nella fase off-season, enfatizzando il mantenimento delle conquiste fisiologiche ottenute e la preparazione per la stagione successiva.

9.3 Nutrizione off-season: mantenimento e preparazione.

L'off-season rappresenta un periodo di transizione cruciale per gli atleti, segnando un momento di riposo attivo, recupero e preparazione per la stagione successiva. Questa fase offre l'opportunità di valutare e, se necessario, ripristinare lo stato nutrizionale, correggere eventuali squilibri dietetici e stabilire obiettivi per miglioramenti futuri. La strategia nutrizionale durante l'off-season dovrebbe mirare al mantenimento della massa muscolare acquisita, alla riduzione del rischio di infortuni e all'ottimizzazione della salute generale e del benessere.

Equilibrio Nutrizionale per il Mantenimento della Massa Muscolare: Mentre l'intensità e il volume dell'allenamento possono diminuire, è essenziale mantenere un apporto adeguato di proteine per preservare la massa muscolare. La dieta dovrebbe continuare a includere fonti di proteine di alta qualità distribuite uniformemente nei pasti. Questo non solo sostiene il mantenimento dei tessuti muscolari ma facilita anche la riparazione e la crescita durante un periodo potenzialmente meno intenso dal punto di vista dell'allenamento.

Regolazione dell'Apporto Calorico: Con la riduzione dell'attività fisica, può essere necessario adeguare l'apporto calorico per evitare un aumento indesiderato del peso corporeo. Tuttavia, è fondamentale che questa regolazione non comprometta l'apporto nutritivo essenziale. L'obiettivo è trovare un equilibrio che mantenga il supporto energetico per le attività quotidiane e l'allenamento, promuovendo al contempo una composizione corporea ottimale.

Focalizzazione su Frutta e Verdura: L'off-season è il momento ideale per aumentare l'assunzione di frutta e verdura, ricche di vitamine, minerali e antiossidanti. Questi nutrienti giocano un ruolo chiave nel supportare i sistemi di recupero del corpo, migliorando la salute immunitaria e riducendo l'infiammazione. Un'alta assunzione di cibi nutrienti-densi aiuta anche a ottimizzare la salute generale e prepara l'organismo per le future sollecitazioni della prossima stagione sportiva.

Idratazione e Salute Metabolica: Mantenere un'adeguata idratazione è essenziale anche durante l'off-season, poiché l'acqua svolge un ruolo centrale in numerose funzioni metaboliche e nella regolazione della temperatura corporea. Un adeguato stato di idratazione è cruciale per il recupero, la funzione muscolare e la prevenzione degli infortuni.

Strategie per la Prevenzione degli Infortuni: La nutrizione può avere un impatto significativo sulla prevenzione degli infortuni. Alimenti ricchi di calcio e vitamina D sono essenziali per la salute delle ossa, mentre omega-3 e altri nutrienti antinfiammatori possono aiutare a gestire l'infiammazione cronica e a ridurre il rischio di lesioni. Integrare la dieta con questi nutrienti può rafforzare la resilienza dell'atleta alle sollecitazioni fisiche.

Pianificazione e Sperimentazione: L'off-season offre anche l'opportunità di sperimentare con nuovi alimenti, supplementi e strategie nutrizionali che potrebbero non essere praticabili durante la stagione agonistica. Questo tempo può essere utilizzato per valutare gli effetti di tali cambiamenti sulla performance, sul recupero e sul benessere generale, consentendo all'atleta di apportare modifiche informate al proprio regime alimentare in vista della nuova stagione.

In conclusione, la nutrizione off-season è un periodo di ricalibratura e rinnovamento, durante il quale gli atleti possono concentrarsi sul mantenimento delle conquiste fisiologiche ottenute, migliorare la loro salute generale e prepararsi mentalmente e fisicamente per le sfide future. Il passaggio al punto 9.4 esplorerà come ascoltare il proprio corpo diventa fondamentale per riconoscere i bisogni nutrizionali in cambiamento, garantendo che gli atleti possano continuare ad adattare la loro dieta per supportare la performance, il recupero e la salute a lungo termine.

9.4 Ascoltare il corpo: riconoscere i bisogni nutrizionali in cambiamento.

La capacità di ascoltare e interpretare i segnali del proprio corpo è una competenza fondamentale per gli atleti che desiderano ottimizzare la loro nutrizione e performance. Riconoscere i bisogni nutrizionali in cambiamento consente di adattare la dieta in modo proattivo, garantendo che il supporto energetico, il recupero e la salute generale siano sempre ottimizzati. Questa sensibilità e reattività al proprio stato fisiologico diventa particolarmente critica attraverso le diverse fasi dell'allenamento e della competizione.

Segnali di Fame e Sazietà: Imparare a riconoscere i segnali di fame e sazietà può aiutare gli atleti a regolare l'apporto calorico in base alle esigenze reali del corpo. Ignorare questi segnali può portare a un consumo eccessivo o insufficiente di cibo, entrambi potenzialmente dannosi per la performance e la composizione corporea. La consapevolezza dei segnali del corpo aiuta a mantenere un equilibrio energetico ottimale, cruciale per il sostegno dell'allenamento e la prevenzione degli infortuni.

Risposte Fisiologiche all'Allenamento: Ogni atleta ha risposte individuali all'allenamento, che possono variare in base all'intensità, alla durata e al tipo di esercizio. La fatica, il dolore muscolare a insorgenza ritardata (DOMS), e i tempi di recupero sono indicatori preziosi del bisogno di nutrienti specifici, come proteine per la riparazione muscolare o carboidrati per il rifornimento delle riserve di glicogeno. Un'attenta attenzione a questi segnali consente di apportare modifiche tempestive alla dieta per supportare il recupero e la performance.

Variazioni nella Performance e nel Benessere: Fluttuazioni nella performance, variazioni dell'umore, o cambiamenti nel sonno possono indicare squilibri nutrizionali o carenze. Ad esempio, una riduzione persistente della performance, stanchezza o difficoltà a concentrarsi possono segnalare una carenza energetica o di micronutrienti specifici. Gli atleti che sono in sintonia con questi segnali possono consultare un nutrizionista sportivo per valutare la loro dieta e apportare le necessarie modifiche.

Adattabilità e Flessibilità: La capacità di adattare la propria dieta non solo ai segnali interni ma anche alle circostanze esterne, come cambiamenti nel programma di allenamento o nella stagione agonistica, è fondamentale. Questa flessibilità consente agli atleti di mantenere una nutrizione ottimale anche in situazioni di stress, viaggio o cambiamenti di ambiente.

Feedback Continuo e Apprendimento: La nutrizione sportiva è un campo dinamico, e ciò che funziona per un atleta in un certo momento potrebbe non essere efficace in un altro. Mantenere un diario alimentare e di allenamento può aiutare a tracciare l'impatto di determinate strategie nutrizionali sulla performance e il benessere, fornendo una base per Adattamenti informata e personalizzata. Inoltre, il feedback continuo da allenatori, compagni di squadra e professionisti della salute può offrire prospettive aggiuntive sui bisogni nutrizionali e sulle strategie di ottimizzazione.

In conclusione, ascoltare il proprio corpo e riconoscere i segnali di bisogni nutrizionali in cambiamento è essenziale per ogni atleta che mira all'eccellenza. Questo approccio personalizzato e reattivo alla nutrizione non solo supporta una performance ottimale ma contribuisce anche alla longevità sportiva e al benessere generale. Nel punto successivo, 9.5, esploreremo come gli atleti possono utilizzare case study e adattamenti dietetici di professionisti per modellare la propria nutrizione, incorporando le lezioni apprese nel proprio percorso verso il successo.

9.5 Case study: adattamenti dietetici di atleti professionisti.

L'analisi dei case study degli atleti professionisti offre un'opportunità unica per comprendere come la nutrizione personalizzata e gli adattamenti dietetici possono influenzare significativamente la performance, il recupero e la longevità sportiva. Attraverso questi esempi reali, è possibile osservare l'applicazione pratica delle strategie discusse nei capitoli precedenti, fornendo agli atleti amatoriali e ai professionisti spunti concreti per la personalizzazione della propria alimentazione.

Adattamenti per Performance di Picco: Molti atleti professionisti adattano la loro dieta per massimizzare la performance durante eventi critici. Ad esempio, un corridore di maratona potrebbe aumentare l'assunzione di carboidrati nei giorni precedenti una gara per ottimizzare le riserve di glicogeno, una strategia nota come "carb-loading". Questo approccio è supportato da un attento monitoraggio delle risposte del corpo, assicurando che l'atleta raggiunga il punto di partenza con l'energia necessaria per competere al meglio.

Recupero Post-Gara: Il recupero è un altro aspetto cruciale dove gli adattamenti nutrizionali giocano un ruolo chiave. Prendendo in esame un ciclista professionista dopo una tappa intensa di una gara a tappe, la priorità diventa il rapido reintegro di fluidi, elettroliti e nutrienti. Un piano di recupero potrebbe includere shake proteici arricchiti con carboidrati, pasti leggeri ma nutrienti e una reidratazione mirata per accelerare il recupero muscolare e prepararsi per le sfide dei giorni successivi.

Gestione del Peso e Composizione Corporea: Gli atleti in sport di categoria di peso, come il judo o il sollevamento pesi, spesso devono gestire rigorosamente il loro peso mantenendo al contempo massa muscolare e forza. I case study di questi atleti rivelano strategie di dieta periodizzata, dove l'intake calorico e la composizione dei macronutrienti vengono finemente regolati nelle fasi di pre-competizione, competizione e recupero, per garantire che possano competere nella categoria di peso desiderata senza compromettere la performance.

Adattamenti per la Salute a Lungo Termine: La carriera di un atleta professionista può anche essere prolungata attraverso adattamenti dietetici mirati alla prevenzione di infortuni e alla promozione della salute generale. Atleti veterani in sport come il basket o il calcio spesso integrano la loro dieta con alimenti ad alto contenuto di antiossidanti, grassi omega-3 e supplementi di supporto articolare per ridurre l'infiammazione e migliorare la resilienza fisica.

Applicazione e Personalizzazione: La chiave del successo di questi adattamenti dietetici risiede nella loro personalizzazione e adattabilità alle esigenze individuali. Gli atleti, insieme ai loro team di supporto, utilizzano un approccio basato su prove ed errori, feedback continuo e monitoraggio dettagliato per affinare le loro strategie nutrizionali. Questo processo enfatizza l'importanza di ascoltare il proprio corpo, come discusso nel punto 9.4, e di adattare la nutrizione in base alle risposte individuali, agli obiettivi di performance e alle condizioni di salute.

Questi case study dimostrano che non esiste un approccio "taglia unica" nella nutrizione sportiva. Ogni atleta, indipendentemente dal livello di competizione, può trarre insegnamenti da questi esempi per ottimizzare la propria alimentazione, migliorare la performance e sostenere la salute e il benessere a lungo termine. Il punto successivo concluderà il libro, riassumendo le strategie chiave discusse e riaffermando l'importanza di un approccio bilanciato e informato alla nutrizione sportiva.

Capitolo 10: Misurare il Progresso e Fare Adattamenti

10.1 Strumenti e tecniche per monitorare la composizione corporea.

Il monitoraggio della composizione corporea è fondamentale per gli atleti che desiderano ottimizzare le loro performance attraverso l'alimentazione. Conoscere la propria composizione corporea aiuta a comprendere meglio come la dieta e l'allenamento influenzano il corpo, permettendo di apportare le modifiche necessarie per migliorare la performance atletica, la costruzione muscolare e la riduzione del grasso corporeo. Esistono diversi strumenti e tecniche per monitorare la composizione corporea, ciascuno con i suoi vantaggi e limitazioni.

Bilance Impedenziometriche

Le bilance impedenziometriche misurano la resistenza del corpo al passaggio di una piccola corrente elettrica, fornendo stime della percentuale di grasso corporeo, massa magra e talvolta del livello di idratazione. Sono facilmente accessibili e semplici da usare. Tuttavia, l'accuratezza può variare in base a fattori come il livello di idratazione e l'ultima volta che si è mangiato o esercitato.

Plicometria

La plicometria consiste nella misurazione dello spessore del grasso cutaneo in vari punti del corpo con un calibro speciale. Questi dati sono poi utilizzati per stimare la percentuale di grasso corporeo. Sebbene richieda un operatore esperto per la massima precisione, la plicometria è una tecnica poco costosa e ampiamente utilizzata.

Bod Pod

Il Bod Pod utilizza il principio della pletismografia a spostamento d'aria per misurare la composizione corporea. Il soggetto siede all'interno di una piccola camera, e il volume corporeo viene calcolato in base al volume d'aria spostato. Questo metodo è molto accurato, ma l'accesso al Bod Pod può essere limitato e più costoso rispetto ad altri metodi.

DEXA (Dual-Energy X-ray Absorptiometry)

La scansione DEXA è considerata uno degli standard d'oro per la misurazione della composizione corporea. Utilizza raggi X a basso livello per differenziare tra massa ossea, tessuto adiposo e massa magra su tutto il corpo. Anche se fornisce dati estremamente dettagliati, il costo e la necessità di attrezzature speciali limitano l'accesso a questa tecnica.

Acqua e Displacement Plethysmography

Questi metodi, che includono l'idrodensitometria, misurano il volume corporeo immergendo il soggetto in acqua o utilizzando camere d'aria simili al Bod Pod. Sono molto accurati ma possono essere poco pratici per un uso regolare a causa della complessità e del costo delle attrezzature.

Considerazioni per la Scelta del Metodo

La scelta dello strumento o della tecnica dipende da diversi fattori, tra cui l'accessibilità, il costo, la precisione desiderata e la frequenza di misurazione. Gli atleti e i loro allenatori dovrebbero considerare quale metodo si adatta meglio alle loro esigenze specifiche, tenendo presente che la coerenza nella metodologia di misurazione è cruciale per monitorare accuratamente i cambiamenti nel tempo.

Oltre agli strumenti tecnici, è importante sottolineare il ruolo del feedback soggettivo. Sensazioni come il livello di energia, la qualità del sonno, e la percezione del proprio corpo forniscono informazioni preziose che dovrebbero essere integrate con i dati oggettivi per una valutazione completa del progresso.

In conclusione, il monitoraggio regolare e accurato della composizione corporea è un pilastro per la personalizzazione dell'alimentazione sportiva. Fornisce i dati necessari per fare Adattamenti mirati alla dieta e all'allenamento, con l'obiettivo di ottimizzare le performance atletiche e raggiungere i risultati desiderati. Passando al punto 10.2, esploreremo come valutare l'impatto specifico della dieta sulla performance atletica, integrando i dati di composizione corporea con altri indicatori di successo.

10.2 Valutare l'impatto della dieta sulla performance atletica.

Una volta stabilito un metodo affidabile per monitorare la composizione corporea, il passo successivo consiste nel valutare in che modo la dieta influisce direttamente sulla performance atletica. Questo processo di valutazione permette agli atleti di comprendere meglio le correlazioni tra le scelte alimentari e le loro prestazioni, consentendo l'ottimizzazione della nutrizione per risultati superiori.

Indicatori di Performance Atletica

La valutazione dell'impatto della dieta sulla performance può essere effettuata attraverso vari indicatori, tra cui la resistenza, la forza, la velocità, la capacità di recupero e la concentrazione mentale. Ogni sport e disciplina avrà indicatori specifici più rilevanti per la performance. Ad esempio, per un corridore di maratona, la resistenza e la capacità di recupero saranno fondamentali, mentre per un sollevatore di pesi, la forza e la velocità di recupero muscolare saranno prioritari.

Monitoraggio e Registrazione

Per valutare l'impatto della dieta, è essenziale un approccio sistematico al monitoraggio e alla registrazione delle prestazioni atletiche in relazione all'alimentazione. Gli atleti possono tenere un diario alimentare e di allenamento, annotando dettagliatamente i tipi di alimenti consumati, i tempi dei pasti, le porzioni, così come le sensazioni fisiche e le prestazioni durante gli allenamenti e le competizioni. Questo permette di identificare pattern che collegano specifici apporti nutrizionali a miglioramenti o declini nelle prestazioni.

Analisi dei Dati

L'analisi dei dati raccolti dovrebbe focalizzarsi su correlazioni tra modifiche dietetiche e variazioni nelle prestazioni atletiche. Si possono considerare variabili come l'introduzione di maggiori quantità di carboidrati prima di eventi di resistenza, l'effetto dell'incremento dell'apporto proteico sulla forza e la riparazione muscolare, o l'impatto dei tempi di alimentazione sul recupero e sull'energia. L'uso di tecnologie e app per l'analisi dei dati può semplificare questo processo, offrendo insights basati su tendenze e pattern.

Feedback Continuo

Un elemento chiave nella valutazione dell'impatto della dieta sulla performance è il feedback continuo. Gli atleti dovrebbero regolarmente rivedere i loro piani nutrizionali con i loro allenatori, nutrizionisti o team di supporto per discutere i risultati delle modifiche dietetiche. Questo dialogo consente di fare Adattamenti in tempo reale, affinando la dieta per massimizzare le prestazioni.

Integrazione con la Composizione Corporea

Integrando i dati sulla composizione corporea con le valutazioni delle prestazioni, gli atleti possono ottenere un quadro completo dell'effetto della loro dieta. Ad esempio, una riduzione del grasso corporeo con un contemporaneo miglioramento nella resistenza suggerisce un efficace equilibrio dietetico per quella specifica esigenza atletica. Allo stesso modo, un aumento della massa muscolare correlato a miglioramenti nella forza o nella velocità di recupero evidenzia l'efficacia della strategia nutrizionale adottata.

Dopo aver stabilito i metodi per monitorare la composizione corporea e valutato l'impatto della dieta sulla performance atletica, il passo successivo è comprendere quando e come apportare modifiche alla dieta per ottimizzare ulteriormente le prestazioni. Nel punto 10.3, esploreremo le strategie per identificare il momento giusto per fare Adattamenti dietetici, considerando i feedback continui dal corpo e dalle prestazioni, per assicurare che gli atleti possano mantenere e migliorare i loro livelli di performance nel lungo termine.

<u>10.3 Quando e come apportare modifiche alla dieta.</u>

Dopo aver compreso l'importanza del monitoraggio della composizione corporea e aver valutato l'impatto della dieta sulla performance atletica, diventa cruciale identificare i momenti opportuni per apportare modifiche alla dieta e ottimizzare ulteriormente le performance.

Questo processo richiede un'attenta considerazione di vari fattori, tra cui le risposte del corpo, le prestazioni atletiche e gli obiettivi a lungo termine.

Ascoltare il Proprio Corpo

Il primo passo nel decidere quando apportare modifiche alla dieta è ascoltare attentamente il proprio corpo. Sensazioni di affaticamento persistente, difficoltà nel recupero dopo l'allenamento, o una mancanza di progressi nonostante un allenamento costante possono essere indicatori che la dieta attuale non sta supportando in modo ottimale l'attività fisica. Inoltre, cambiamenti nell'appetito o nelle preferenze alimentari possono segnalare la necessità di Adattamenti nutrizionali.

Valutazione delle Prestazioni Atletiche

Un altro fattore critico è la valutazione continua delle prestazioni atletiche. Se nonostante un allenamento adeguato e un riposo sufficiente, si osserva una stagnazione o un peggioramento nelle prestazioni, potrebbe essere il momento di rivedere l'approccio nutrizionale. Questo include la considerazione del timing dei pasti, della qualità e quantità dei macronutrienti, e dell'adeguatezza dell'idratazione e dei micronutrienti.

Obiettivi a Lungo Termine e Fasi di Allenamento

Gli obiettivi a lungo termine e le diverse fasi dell'allenamento giocano un ruolo significativo nel determinare quando apportare modifiche alla dieta. Ad esempio, durante la prestagione o le fasi di costruzione della massa muscolare, potrebbe essere opportuno aumentare l'apporto calorico e di proteine. Al contrario, nelle fasi di affinamento o riduzione del grasso corporeo, potrebbe essere necessario un deficit calorico mirato. È fondamentale adattare la dieta alle diverse esigenze del ciclo di allenamento per massimizzare le prestazioni e il recupero.

Approccio Graduale e Monitoraggio

Quando si decide di apportare modifiche alla dieta, è essenziale adottare un approccio graduale e continuare a monitorare gli effetti di queste modifiche. Iniziare con piccoli Adattamenti permette di valutare l'impatto su corpo e prestazioni senza causare sconvolgimenti che potrebbero avere effetti negativi. Il monitoraggio regolare attraverso la composizione corporea, il diario alimentare e le prestazioni atletiche fornirà dati preziosi per guidare ulteriori modifiche.

Feedback Continuo e Adattamento

Infine, il feedback continuo dal proprio corpo, dai coach, dai nutrizionisti e dai risultati delle prestazioni è vitale. Questo feedback aiuta a raffinare ulteriormente la dieta, assicurando che le modifiche apportate contribuiscano effettivamente a migliorare le performance. È un processo di adattamento continuo, dove l'apprendimento dai successi e dagli insuccessi alimenta un ciclo virtuoso di miglioramento.

Mentre il punto 10.3 si concentra su quando e come apportare modifiche alla dieta per ottimizzare le performance, il punto 10.4 esplorerà l'importanza del feedback continuo dal proprio corpo e dal team di supporto. Questo aspetto è cruciale per mantenere un approccio nutrizionale efficace nel lungo termine, assicurando che gli atleti non solo raggiungano ma mantengano i loro obiettivi di performance e salute.

10.4 Importanza del feedback continuo dal proprio corpo e dal team di supporto.

Nel percorso verso l'ottimizzazione della performance atletica attraverso l'alimentazione, il feedback continuo emerge come un pilastro fondamentale. Questo concetto va oltre il semplice monitoraggio della composizione corporea o delle prestazioni atletiche; si tratta di sviluppare una comunicazione bidirezionale tra l'atleta, il proprio corpo e il team di supporto. Tale dialogo costante consente di affinare la strategia nutrizionale in modo dinamico, assicurando che sia sempre allineata con gli obiettivi di salute e performance.

Ascoltare il Proprio Corpo

Il punto di partenza per ricevere feedback è il corpo dell'atleta stesso. Ogni cambiamento nella dieta può influenzare il benessere generale, l'energia, il recupero e le prestazioni. È fondamentale che l'atleta sviluppi una profonda consapevolezza delle proprie sensazioni fisiche ed emotive in risposta agli alimenti e ai modelli alimentari. Questo include riconoscere segnali di affaticamento, irritabilità, miglioramento o peggioramento della qualità del sonno, cambiamenti nella digestione e nelle sensazioni di fame e sazietà. Tali indicatori forniscono feedback preziosi che possono suggerire la necessità di Adattamenti nella dieta.

Collaborazione con il Team di Supporto

Il team di supporto – che può includere allenatori, nutrizionisti, medici sportivi e psicologi – gioca un ruolo cruciale nel processo di feedback. Questi professionisti possono offrire una prospettiva esterna obiettiva, aiutando l'atleta a interpretare i segnali del proprio corpo e a valutare l'efficacia della strategia nutrizionale attuale. La collaborazione regolare con questi esperti consente di effettuare valutazioni basate su dati scientifici ed esperienza pratica, favorendo decisioni più informate riguardo agli Adattamenti dietetici.

Feedback Dinamico e Personalizzato

Il feedback deve essere considerato un processo dinamico e personalizzato. Ciò che funziona per un atleta in un certo periodo della sua carriera sportiva potrebbe non essere altrettanto efficace in un altro momento, a causa di cambiamenti nelle esigenze di allenamento, età, salute e obiettivi personali. L'adattabilità è quindi essenziale, richiedendo una valutazione continua e un'apertura al cambiamento basata sul feedback ricevuto.

Utilizzo della Tecnologia

La tecnologia può svolgere un ruolo significativo nel facilitare il processo di feedback. App per il monitoraggio alimentare, dispositivi wearable che tracciano attività fisica e recupero, insieme a software avanzati per l'analisi dei dati, possono fornire informazioni dettagliate sull'impatto della nutrizione sulle prestazioni. Tuttavia, è cruciale integrare queste informazioni tecnologiche con il feedback umano e personale per una visione olistica.

Mentre il feedback continuo serve a mantenere l'approccio nutrizionale al passo con le esigenze in evoluzione dell'atleta, il punto 10.5 esaminerà come mantenere una prospettiva a lungo termine sulla nutrizione e la performance. Questo include la capacità di adattarsi ai cambiamenti, imparare dalle esperienze e rimanere aperti a nuove evidenze scientifiche e tendenze nutrizionali, garantendo che l'atleta possa non solo raggiungere i suoi obiettivi immediati ma anche sostenere la salute e le prestazioni nel corso della vita.

<u>10.5 Mantenere una prospettiva a lungo termine sulla nutrizione e la performance.</u>

Nel viaggio verso l'ottimizzazione della performance atletica attraverso la nutrizione, adottare una visione a lungo termine è essenziale. Questo approccio consente agli atleti di non solo raggiungere i loro obiettivi immediati ma anche di sostenere la loro salute e le prestazioni nel corso della vita. Una prospettiva a lungo termine richiede un impegno costante all'adattabilità, all'apprendimento continuo e all'apertura verso nuove ricerche e tendenze nel campo della nutrizione sportiva.

Adattabilità e Flessibilità

La capacità di adattarsi ai cambiamenti è una qualità fondamentale per mantenere una nutrizione ottimale nel lungo periodo. Gli atleti devono essere pronti a modificare la loro dieta in risposta a cambiamenti nella routine di allenamento, obiettivi di performance, condizioni di salute, e anche preferenze personali. Questa flessibilità aiuta a prevenire la stagnazione e a promuovere un progresso continuo verso gli obiettivi di fitness e benessere.

Apprendimento Continuo

Il campo della nutrizione sportiva è in costante evoluzione, con nuove ricerche che emergono regolarmente. Rimane quindi cruciale per gli atleti e i loro team di supporto rimanere informati sugli ultimi studi, prodotti e tendenze. L'apprendimento continuo può avvenire attraverso la lettura di pubblicazioni scientifiche, la partecipazione a seminari e conferenze, e l'interazione con altri professionisti del settore. Mantenere una mentalità aperta all'apprendimento aiuta ad adottare le migliori pratiche basate sull'evidenza, migliorando ulteriormente la nutrizione e le prestazioni.

Apertura verso Nuove Evidenze e Tendenze

Con l'apprendimento continuo viene l'importanza di essere aperti e recettivi verso nuove evidenze e tendenze. Questo non significa adottare ogni nuova moda senza critica, ma valutare attentamente l'efficacia e l'applicabilità delle nuove informazioni alla propria situazione individuale. Gli atleti dovrebbero lavorare insieme ai loro nutrizionisti per integrare nuove conoscenze in modo che allineino con i loro obiettivi a lungo termine, sempre con un occhio critico verso la qualità delle fonti.

Sostenibilità e Salute a Lungo Termine

Una visione a lungo termine della nutrizione sportiva include anche una considerazione per la sostenibilità e la salute generale. Oltre a ottimizzare le prestazioni immediate, la dieta dovrebbe promuovere la salute a lungo termine, riducendo il rischio di malattie e migliorando la qualità della vita. Questo implica una dieta equilibrata, ricca di nutrienti essenziali, che supporti il sistema immunitario, la salute ossea, il benessere cardiovascolare e mentale.

Bilanciamento tra Performance e Benessere

Infine, mantenere una prospettiva a lungo termine significa bilanciare gli obiettivi di performance con il benessere generale. Gli atleti dovrebbero evitare approcci estremi che potrebbero portare a risultati a breve termine ma compromettere la salute a lungo termine. Collaborare con professionisti della nutrizione per sviluppare piani alimentari che sostengano sia gli obiettivi sportivi che la salute complessiva è fondamentale.

Concludendo, adottare una prospettiva a lungo termine sulla nutrizione e la performance atletica richiede un equilibrio tra la ricerca della massima efficienza fisica e la salvaguardia della salute e del benessere generale. Questo approccio olistico garantisce che gli atleti possano non solo raggiungere i loro obiettivi attuali ma anche sostenere un livello elevato di fitness e salute per tutta la vita, facendo della nutrizione sportiva uno strumento potente per il successo a lungo termine.

Capitolo 11: Strategie Chiave e Mantenimento di una Prospettiva Equilibrata

1.1 <u>Riassunto delle strategie chiave per ottimizzare l'alimentazione sportiva.</u>

Ottimizzare l'alimentazione sportiva non è solamente una questione di scegliere gli alimenti giusti; è un processo complesso che richiede attenzione, dedizione e una comprensione profonda di come il cibo influenzi la nostra performance atletica e il benessere generale. Attraverso i capitoli precedenti, abbiamo esplorato vari aspetti della nutrizione sportiva, dai macronutrienti e micronutrienti essenziali, all'idratazione, e oltre. In questo riassunto, sintetizziamo le strategie chiave che ogni atleta, allenatore e appassionato di fitness dovrebbe adottare per massimizzare la propria condizione atletica e benessere attraverso l'alimentazione.

1. Personalizzazione dell'Alimentazione: La base per un'alimentazione sportiva efficace risiede

nella sua personalizzazione. Ogni atleta ha esigenze nutrizionali uniche, determinate da fattori quali il tipo di sport praticato, l'intensità e durata dell'allenamento, il sesso, l'età e le condizioni di salute. È fondamentale adattare l'assunzione di macronutrienti e micronutrienti, così come i piani di idratazione, per riflettere queste esigenze individuali.

2. Equilibrio dei Macronutrienti: Una distribuzione bilanciata di carboidrati, proteine e grassi è essenziale per sostenere le diverse fasi dell'allenamento e della competizione. I carboidrati forniscono l'energia necessaria per gli allenamenti ad alta intensità, le proteine supportano la riparazione e la crescita muscolare, e i grassi contribuiscono alla salute generale e all'energia a lungo termine. Comprendere il momento ottimale per l'assunzione di ciascun macronutriente può migliorare significativamente la performance e il recupero.

3. Importanza dell'Idratazione: L'acqua gioca un ruolo cruciale nel mantenimento della performance atletica. Una corretta idratazione supporta tutte le funzioni corporee, dalla regolazione della temperatura corporea alla lubrificazione delle articolazioni. Gli atleti dovrebbero monitorare la propria idratazione, assicurandosi di bere quantità adeguate prima, durante e dopo l'esercizio, e di reintegrare gli elettroliti persi attraverso il sudore.

4. Integrazione Strategica: Sebbene una dieta ben pianificata dovrebbe fornire la maggior parte dei nutrienti necessari, in certi casi, la supplementazione può offrire benefici aggiuntivi. Supplementi come la creatina, le proteine in polvere e i BCAA possono supportare specifici obiettivi di performance e recupero, ma è vitale scegliere prodotti di alta qualità e utilizzarli in modo appropriato.

5. Monitoraggio e Adattamento: L'alimentazione sportiva non è un regime statico. Richiede un continuo monitoraggio e adattamento per rispondere ai cambiamenti nelle routine di allenamento, agli obiettivi di performance e alle condizioni fisiche. Utilizzare strumenti e tecniche per tracciare la composizione corporea e le prestazioni atletiche può aiutare a identificare quando e come apportare modifiche alla dieta.

6. Mantenimento di un Approccio Bilanciato: Infine, pur perseguendo gli obiettivi di performance, è essenziale mantenere un approccio bilanciato all'alimentazione. Ciò significa non solo focalizzarsi sui risultati atletici ma anche sul benessere generale, comprendendo la salute fisica e mentale. Un'alimentazione varia ed equilibrata, che includa tutti i gruppi di alimenti ed eviti restrizioni eccessive, promuove sia la performance ottimale che una buona salute a lungo termine.

Concludendo, l'ottimizzazione dell'alimentazione sportiva è un percorso continuo di scoperta e adattamento. Integrando queste strategie chiave e mantenendo una prospettiva equilibrata, atleti e appassionati possono non solo migliorare la loro performance atletica ma anche il loro benessere generale. Nel prossimo capitolo, esploreremo l'importanza di un approccio bilanciato, sottolineando come la salute fisica e mentale siano interconnesse e fondamentali per il successo a lungo termine nell'arena sportiva.

11.2 L'importanza di un approccio bilanciato: salute fisica e mentale.

Nel percorso verso l'eccellenza atletica, la nutrizione riveste un ruolo di primaria importanza. Tuttavia, è fondamentale riconoscere che l'ottimizzazione della performance non dipende esclusivamente da una dieta mirata o da un piano di integrazione ben calibrato. Un approccio bilanciato, che tenga in considerazione sia la salute fisica sia quella mentale, è cruciale per il successo a lungo termine di ogni atleta. In questo capitolo, esploriamo come integrare strategie alimentari con pratiche di benessere psicologico per creare un fondamento solido su cui costruire risultati sportivi eccezionali.

Integrazione tra Nutrizione e Salute Mentale

La relazione tra alimentazione e salute mentale è bidirezionale: così come alcuni cibi possono influenzare il nostro stato d'animo e le nostre capacità cognitive, la nostra condizione psicologica può influenzare le scelte alimentari e i comportamenti nutrizionali. Atleti sotto pressione, per esempio, possono sperimentare variazioni nell'appetito o nella scelta dei cibi, optando talvolta per alimenti meno salutari come meccanismo di coping. Riconoscere e affrontare questi aspetti è fondamentale per mantenere un approccio alimentare equilibrato e sostenibile.

Strategie per un Equilibrio Psicofisico

Ascolto del Corpo e Mindfulness Alimentare: Incoraggiare gli atleti ad ascoltare i segnali del proprio corpo e a praticare la mindfulness durante i pasti può migliorare la relazione con il cibo e con il proprio corpo. Questo significa mangiare consapevolmente, riconoscendo la fame e la sazietà, e godere del piacere derivante dal nutrirsi in modo sano ed equilibrato.

Gestione dello Stress e dell'Ansia: Tecniche di rilassamento, meditazione e respirazione possono aiutare a controllare lo stress e l'ansia, che spesso influenzano negativamente le abitudini alimentari. Integrare queste pratiche nella routine quotidiana di un atleta può migliorare non solo il benessere mentale ma anche la capacità di aderire a un piano nutrizionale ottimale.

Importanza del Sonno: Un riposo adeguato è essenziale per la salute mentale e fisica, influenzando la capacità di recupero, la regolazione dell'appetito e le decisioni alimentari. Assicurare che gli atleti ottengano un sonno di qualità dovrebbe essere parte integrante di ogni programma di nutrizione sportiva.

Supporto Psicologico: Avere accesso a consulenza psicologica o a un coach della performance mentale può essere prezioso per gli atleti che faticano a gestire la pressione della competizione o che devono affrontare sfide relative alla loro immagine corporea o ai disturbi alimentari. Questo tipo di supporto può fornire strategie efficaci per affrontare queste questioni, promuovendo un approccio più sano e bilanciato all'alimentazione e alla performance sportiva.

Conclusione

Adottare un approccio bilanciato, che valorizzi tanto la nutrizione quanto il benessere psicologico, è fondamentale per ogni atleta che aspiri al successo. Questa visione olistica non solo promuove una migliore performance atletica ma contribuisce anche a un maggior senso di soddisfazione e benessere a lungo termine. Nel successivo capitolo, esploreremo ulteriormente l'importanza dell'apprendimento continuo e dell'adattamento, evidenziando come l'evoluzione personale e professionale possa essere alimentata da una rete di supporto solida e dall'impegno verso la crescita e l'innovazione nel campo della nutrizione sportiva.

11.3 Continuare l'apprendimento e l'adattamento.

L'ambito della nutrizione sportiva è in costante evoluzione, con nuove ricerche che emergono regolarmente e contribuiscono a una comprensione più profonda di come il cibo influenzi la performance atletica, il recupero e il benessere generale. Per atleti, allenatori e appassionati di fitness, l'impegno a continuare l'apprendimento e l'adattamento è fondamentale per rimanere all'avanguardia in questo campo dinamico. Questo impegno non solo consente di ottimizzare le strategie nutrizionali ma anche di anticipare e adattarsi ai cambiamenti che possono influenzare la performance e la salute.

L'Importanza dell'Educazione Continua

La scienza della nutrizione sportiva si espande attraverso studi che esplorano l'effetto dei vari nutrienti, l'importanza dell'idratazione, l'impatto della tempistica dei pasti, e molto altro. Mantenere aggiornati i propri conoscimenti attraverso la lettura di pubblicazioni scientifiche, la partecipazione a seminari e conferenze, e l'iscrizione a corsi specializzati, permette di applicare le ultime evidenze al proprio regime alimentare o a quello degli atleti seguiti.

Adattarsi alle Esigenze in Evoluzione

Le esigenze nutrizionali di un atleta possono cambiare in base a numerosi fattori, come modifiche nel regime di allenamento, variazioni stagionali, invecchiamento, e condizioni di salute emergenti. L'apprendimento continuo fornisce gli strumenti per riconoscere e adattarsi a questi cambiamenti, garantendo che le strategie nutrizionali rimangano efficaci e personalizzate. Questo processo di adattamento è cruciale non solo per mantenere una performance ottimale ma anche per prevenire infortuni e promuovere una lunga carriera sportiva.

L'Innovazione nella Pratica Nutrizionale

Man mano che emergono nuove ricerche, si presentano opportunità per innovare e sperimentare con approcci nutrizionali avanzati. Questo può includere l'integrazione di nuovi superfoods, l'esplorazione dei benefici di diete emergenti, o l'applicazione di tecnologie avanzate per il monitoraggio dell'alimentazione e della performance. Rimane fondamentale, tuttavia, approcciare queste innovazioni con uno spirito critico, valutando attentamente la qualità delle evidenze a sostegno e l'applicabilità individuale.

Condivisione della Conoscenza e Collaborazione

La crescita personale attraverso l'apprendimento continuo si amplifica quando condivisa con altri.

Collaborare con colleghi, partecipare a forum di discussione e contribuire a pubblicazioni nel campo della nutrizione sportiva non solo arricchisce la propria conoscenza ma contribuisce anche al progresso collettivo nella comprensione di come ottimizzare la performance atletica attraverso l'alimentazione. Questa condivisione della conoscenza supporta l'evoluzione di pratiche basate sull'evidenza, beneficiando l'intera comunità sportiva.

Conclusione

Continuare l'apprendimento e l'adattamento è essenziale per navigare con successo il paesaggio in continua evoluzione della nutrizione sportiva. Mantenere un impegno verso l'educazione continua non solo migliora la performance e il benessere degli atleti ma promuove anche un ambiente sportivo più informato e innovativo. Nel prossimo capitolo, approfondiremo l'importanza di costruire e sostenere una rete di supporto, evidenziando come allenatori, nutrizionisti, e compagni di squadra possano collaborare per creare un ecosistema nutrizionale che supporti la performance e il benessere a lungo termine.

11.4 Creare una rete di supporto: allenatori, nutrizionisti, e compagni di squadra.

Nel percorso verso l'eccellenza sportiva, l'importanza di una solida rete di supporto non può essere sottolineata abbastanza. Questa rete, composta da allenatori, nutrizionisti, compagni di squadra e altri professionisti del settore, gioca un ruolo cruciale nel fornire le basi necessarie per il successo atletico e il benessere generale. Attraverso il sostegno, la condivisione delle conoscenze e la collaborazione, gli atleti possono navigare le sfide della nutrizione sportiva e della performance con maggiore efficacia e resilienza.

Allenatori: Guidare e Motivare

Gli allenatori sono spesso i primi a riconoscere le potenzialità degli atleti e a guidarli verso il raggiungimento dei loro obiettivi. La loro comprensione delle dinamiche di squadra e delle esigenze individuali permette di personalizzare gli allenamenti e i consigli nutrizionali, garantendo che ogni atleta possa esprimere al meglio il proprio potenziale. Inoltre, attraverso la motivazione e il sostegno continuo, gli allenatori aiutano gli atleti a superare momenti di dubbio e a mantenere un impegno costante verso i propri obiettivi.

Nutrizionisti: Personalizzare l'Alimentazione

La collaborazione con nutrizionisti specializzati in ambito sportivo è fondamentale per sviluppare piani alimentari che supportino gli obiettivi di performance, recupero e salute a lungo termine.

Questi professionisti apportano una profonda comprensione delle esigenze nutrizionali specifiche degli atleti, contribuendo a ottimizzare l'assunzione di nutrienti in funzione delle diverse fasi di allenamento e competizione. La loro esperienza permette inoltre di identificare e correggere eventuali carenze nutrizionali o di adattare la dieta in caso di esigenze dietetiche particolari.

Compagni di Squadra: Sostenere e Condividere

I compagni di squadra offrono un livello di supporto unico, condividendo le sfide e i successi del percorso atletico. La solidarietà e l'empatia che nascono dall'affrontare insieme gli allenamenti e le competizioni creano un ambiente motivante e supportivo. Inoltre, lo scambio di consigli e strategie nutrizionali tra compagni può fornire nuove prospettive e incoraggiare l'adozione di abitudini alimentari salutari.

Espandere la Rete

Oltre agli allenatori, ai nutrizionisti e ai compagni di squadra, la rete di supporto di un atleta può beneficiare della collaborazione con altri professionisti del benessere, come fisioterapisti, psicologi dello sport e medici. Questa rete multidisciplinare assicura un approccio olistico alla performance e al benessere, affrontando non solo gli aspetti fisici ma anche quelli mentali ed emotivi.

Conclusione

La creazione di una rete di supporto solida ed efficace è fondamentale per ogni atleta che aspiri al successo. Questa comunità di professionisti e compagni di squadra non solo fornisce le risorse e il sostegno necessari per ottimizzare la nutrizione e la performance sportiva, ma offre anche un ambiente in cui crescere, imparare e superare le sfide insieme. Nel capitolo seguente, ci concentreremo sul futuro dell'alimentazione sportiva, esplorando le tendenze emergenti e come gli atleti possono prepararsi ad accogliere le innovazioni mantenendo al contempo una prospettiva equilibrata e sostenibile.

11.5 Guardare al futuro: tendenze emergenti nell'alimentazione sportiva.

Il campo dell'alimentazione sportiva è in perenne evoluzione, spinto da avanzamenti scientifici, innovazioni tecnologiche e cambiamenti nelle preferenze e nelle abitudini dei consumatori. Guardare al futuro significa anticipare e adattarsi a queste tendenze emergenti, integrando nuove conoscenze e tecnologie per ottimizzare la performance e il benessere degli atleti. Esploriamo alcune delle direzioni più promettenti e come gli atleti possono navigare queste novità mantenendo un approccio equilibrato e sostenibile.

Personalizzazione Estrema

Una delle tendenze più significative è la personalizzazione estrema dell'alimentazione, basata su dati biologici individuali come il DNA, la microbiota intestinale, e i biomarcatori del sangue. Questo approccio mira a ottimizzare la nutrizione sportiva per le esigenze uniche di ogni atleta, migliorando la performance, accelerando il recupero e riducendo il rischio di infortuni e malattie. La personalizzazione estrema promette di trasformare le raccomandazioni dietetiche generali in piani alimentari altamente specifici, guidati da analisi scientifiche dettagliate.

Alimentazione Sostenibile ed Etica

La sostenibilità e l'etica nell'alimentazione sportiva stanno guadagnando terreno, con un crescente interesse verso fonti alimentari responsabili e sostenibili. Questo include non solo la scelta di alimenti prodotti in modo etico e sostenibile ma anche l'adozione di diete che minimizzino l'impatto ambientale, come quelle a base vegetale o a ridotto consumo di carne. Gli atleti e le organizzazioni sportive stanno diventando sempre più consapevoli del loro impatto ambientale, cercando di allineare le pratiche nutrizionali con i valori di sostenibilità.

Tecnologie e App per la Nutrizione

L'adozione di tecnologie avanzate e app per la nutrizione sta rivoluzionando il modo in cui gli atleti monitorano l'assunzione di cibo e gestiscono i loro piani dietetici. Dispositivi indossabili, app per lo smartphone e piattaforme online offrono strumenti per tracciare l'assunzione di nutrienti, monitorare l'idratazione, e persino ricevere consigli personalizzati in tempo reale. Questi strumenti tecnologici permettono agli atleti di avere un controllo maggiore e più immediato sulla loro alimentazione, facilitando l'adattamento delle diete alle esigenze di allenamento e recupero.

Nutraceutici e Alimenti Funzionali

I nutraceutici e gli alimenti funzionali, progettati per offrire benefici specifici alla salute e alla performance oltre al valore nutrizionale, stanno diventando sempre più popolari tra gli atleti. Questi prodotti possono includere ingredienti che supportano l'infiammazione, migliorano la salute intestinale, aumentano l'energia o accelerano il recupero. Man mano che la ricerca avanza è probabile che vedremo un'espansione nell'uso di questi alimenti come parte integrante dei regimi nutrizionali degli atleti.

Conclusione

Guardare al futuro dell'alimentazione sportiva significa essere aperti all'innovazione pur mantenendo un approccio critico e informato. Integrare le tendenze emergenti richiede un equilibrio tra l'adozione di nuove strategie basate sull'evidenza e il mantenimento di principi nutrizionali fondamentali. Gli atleti, supportati dalla loro rete di professionisti, hanno l'opportunità di esplorare questi sviluppi, adattandoli alle proprie esigenze uniche per continuare a spingere i limiti della performance atletica e del benessere generale.

Nel caso in cui questo libro ti abbia colpito positivamente e sia stato utile, ti sarei grato se potessi dedicare qualche istante per condividere le tue impressioni con una breve recensione su Amazon.

Grazie,

Giuliano Monti